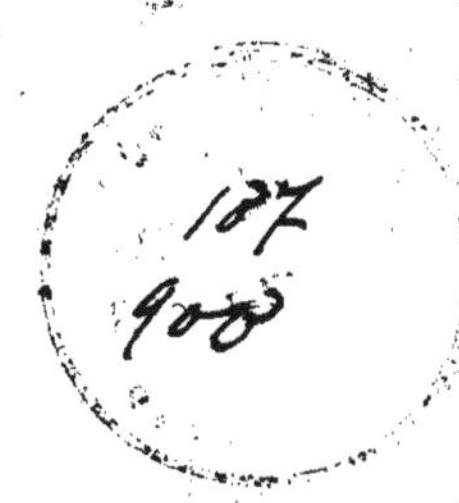

61:01.01

DE LA

Technique Bibliographique

DANS LES

Sciences Médicales

De la manière de procéder pour constituer

la Bibliographie d'un sujet donné

« Qui scit ubi scientia habenti
est proximus. »

PARIS
INSTITUT INTERNATIONAL DE BIBLIOGRAPHIE SCIENTIFIQUE
93, Boulevard Saint-Germain, 93

1900

DE LA

TECHNIQUE BIBLIOGRAPHIQUE

DANS LES SCIENCES MÉDICALES

De la manière de procéder pour constituer

la Bibliographie d'un sujet donné.

Dr HENRI THIL

DE L'UNIVERSITÉ DE PARIS,
MEMBRE DE LA COMMISSION D'ORGANISATION
DU CONGRÈS
DE BIBLIOGRAPHIE DE 1900.

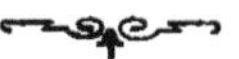

61:01.01

DE LA

Technique Bibliographique

DANS LES

Sciences Médicales

DE LA MANIÈRE DE PROCÉDER POUR CONSTITUER

LA BIBLIOGRAPHIE D'UN SUJET DONNÉ

« Qui scit ubi scientia habenti est proximus. »

PARIS

INSTITUT INTERNATIONAL DE BIBLIOGRAPHIE SCIENTIFIQUE

93, Boulevard Saint-Germain, 93

1900

AVANT-PROPOS.

Arrivé au terme de nos études, nous sommes heureux de pouvoir témoigner notre reconnaissance à tous ceux qui, par leur appui et leurs conseils, nous ont aidé à remplir notre tâche.

Depuis bientôt cinq années que nous collaborons à l'œuvre entreprise par M. le Dr M. Baudouin, nous avons acquis, dans l'étude de la Bibliographie médicale, une certaine com pétence qui nous a été du plus précieux secours. Nous nous sommes imbu des idées pratiques et de l'esprit de méthode que M. M. Baudouin a appliqués à l'édification de l'Institut international de Bibliographie scientifique.

M. Baudouin nous a souvent donné des marques de sympathie et de confiance, ainsi que de sages conseils.

Nous avons, tout en étudiant la médecine, pu acquérir ainsi des connaissances spéciales, qui peuvent, un jour, être pour nous une ressource. M. Baudouin a été un excellent maître; il nous a fait voir qu'avec courage et peine on franchit tout obstacle et qu'un travail opiniâtre est le véritable secret du « struggle for life ». Nous espérons avoir fait notre profit de l'exemple et des bonnes leçons de chaque jour.

C'est donc à ces divers titres que nous adressons à M. Baudouin nos sincères remerciements.

Que M. le Dr Cacaud veuille bien aussi accepter l'expression de notre gratitude : notre aîné de quelques années en médecine, il nous a donné à plusieurs reprises des témoignages d'amitié.

Nous avons trouvé, auprès de M. le P^r CH. RICHET, un accueil dont nous avons été particulièrement touché. Sa haute compétence en matière bibliographique a été pour nous un appoint des plus précieux; et nous le remercions bien vivement du grand honneur qu'il nous fait en acceptant la présidence de notre thèse.

Nous nous gardons d'oublier M. le Dr BOUGLÉ, Chirurgien des Hôpitaux, qui a maintes fois professé, à notre égard, la plus grande bienveillance.

INTRODUCTION.

———

Nous avons bien souvent été frappé des difficultés inouïes qu'éprouvent les médecins à réaliser une bibliographie à peu près complète sur un sujet donné.

A bien réfléchir, il n'y a pas lieu de s'en étonner; cela tient à des causes multiples.

Prenons un exemple. Un étudiant veut-il faire sa thèse? Il commencera par chercher, auprès de ses maîtres, les observations inédites ou publiées sur la question à traiter; après être allé aux informations de côté et d'autre, il apprendra qu'il existait jadis une revue française (*Revue des Sciences médicales*), où il trouvera l'analyse des principaux travaux français et étrangers. S'il a l'heureuse idée de questionner des personnes plus autorisées en matière bibliographique, il saura qu'il existe un *Index Catalogue*, un *Index Medicus*, un *Jahresbericht*..., etc.; mais le malheur, c'est qu'il ne sait pas lire les langues étrangères.

Supposons maintenant que ces conditions soient d'ores et déjà réalisées. L'étudiant trouvera-t-il vraiment dans les répertoires tout ce qu'il y cherche? Pas encore : la lecture de ces recueils implique une étude spéciale; autrement, on se perd dans les titres, les sous-titres, les renvois, etc.

Autre hypothèse : l'étudiant n'a pas complètement dédaigné la Bibliographie et est déjà rompu aux recherches dans les répertoires ; y trouvera-t-il, cette fois, ce qu'il y cherche ?

Oui ; mais il lui manquera encore de nombreux travaux, et cela pour deux raisons : 1° les titres trop souvent mal rédigés par les auteurs, et *ipso facto*, forcément mal classés ; 2° l'insuffisance à laquelle sont condamnées les publications bibliographiques, en raison des difficultés scientifiques et matérielles, auxquelles se heurtent les bibliographes les plus compétents. (Nous n'avons pas à refaire ici l'historique de l'ancien *Index Medicus ;* mais nous pouvons toutefois dire que, *à moins d'être dans des conditions spéciales*, et de posséder de véritables mines de journaux au point de vue documentaire, ces publications sont incomplètes et ne peuvent être que de courte durée).

Ce sont toutes ces raisons et l'observation de tant de travailleurs (médecins, étudiants ou autres), gaspillant leur temps en recherches infructueuses, qui nous ont déterminé à traiter cet aride sujet de thèse.

*
* *

Nous ferons, dans le premier chapitre, un exposé des principaux Répertoires bibliographiques : Publications ; Instituts de Bibliographie.

Dans le second chapitre, nous étudierons les différents Systèmes bibliographiques usités.

Dans le troisième chapitre, nous déterminerons la ma-

nière d'opérer les recherches, étant donné une question ;
les difficultés qu'elles présentent. Nous citerons de nombreux exemples et expliquerons le *modus faciendi* spécial
aux particularités propres à certains sujets.

Nous parlerons dans le quatrième chapitre de la rédaction du titre, de l'abus des noms propres en médecine, des
néologismes : toutes choses qui accroissent les difficultés
de classement, et sont, le plus souvent, la source de fatales erreurs.

Enfin, dans le cinquième chapitre, nous formulerons
nos desiderata au sujet de l'adoption universelle du Système Décimal ; nous ébaucherons le projet d'un *Dictionnaire bibliographique Décimal international des Sciences
médicales*.

** **

Nous n'avons pas l'intention de faire œuvre de pédagogue et ne prétendons pas donner de leçon à tous ceux
qui entreprennent des recherches ; mais nous espérons
toutefois que notre timide essai, étayé par cinq années
de pratique, pourra, le cas échéant, guider les étudiants
qui auraient tendance à s'égarer dans une voie inconnue
pour eux, et nous désirons surtout que tous nos jeunes
camarades, qui n'étudieront pas la Bibliographie, y trouvent
un enseignement dans la façon de faire les recherches
pour leur thèse ou tout autre travail. Si seulement, à ce
dernier chef, nous parvenons à toucher le but que nous
nous sommes proposé, nous serons suffisamment récompensé de nos efforts.

CHAPITRE PREMIER

Exposé des Répertoires Bibliographiques médicaux.

« Environ un tiers de toute la littérature du monde, a dit J. Billings, appartient à la médecine et aux sciences accessoires. Il paraît, d'après cela, que notre littérature médicale compte actuellement plus de 120.000 volumes et environ un nombre double de brochures, et que ce chiffre s'accroît dans la proportion d'environ 1.500 volumes et 2.500 brochures par an. »

On conçoit facilement que l'abondance de la production scientifique, particulièrement en Médecine, ait tourmenté l'esprit de ceux qui se sont préoccupés de mettre de l'ordre dans cette effroyable quantité de publications, condition *sine quâ non* pour ne pas transformer en chaos la conception de millions de cerveaux humains, depuis plus de cinq siècles.

Aussi est-il intéressant de connaître les répertoires qui ont été créés, afin d'apporter la lumière dans la littérature médicale.

Tous les recueils bibliographiques médicaux sont loin d'avoir une valeur égale. Il en est de bons et de mauvais ; et nous pensons que les qualités requises, pour le Répertoire Bibliographique idéal, d'après la Conférence Bibliographique internationale de Bruxelles (1895), sont loin de se rencontrer dans l'exposé suivant des principaux répertoires existants.

Ce n'est vraiment qu'au xviiie siècle que la Bibliographie devint un système constitué ; et sa spécialisation n'est guère antérieure à cette époque. Toutefois, au point de vue médical, on peut citer comme premier essai important de décentralisation scientifique : J. A. VAN DER LINDEN. *De scriptis medicis libri duo.* Amstelodami, 1637, in-8° ; et 1662, in-8°, etc. Puis, en 1679, LIPENIUS : *Bibliotheca realis medica omnium materarium...* Francofurti ad Mœnum, in-fol. Enfin : MERKLIN (G. A.). *Lindenius renovatus...,* Norimbergæ, 1686, in-4°, etc., etc.

La production médicale augmentant de jour en jour, la spécialisation s'accrut à peu près proportionnellement, et on dut arriver à des divisions et des subdivisions, afin de faciliter le classement et diminuer le temps nécessaire aux recherches.

Rappelons toutefois en passant, que la Médecine n'a pris son essor que depuis à peine un siècle et que les immenses progrès scientifiques ne se sont guère accomplis que depuis quarante ans à peine. Il en résulte qu'au point de vue utilitaire, il n'est guère nécessaire de remonter à plus de cinquante ans dans les recherches bibliographiques.

Aussi serons-nous très bref sur la Bibliographie médicale ancienne, dont nous ne citerons que les répertoires les plus importants, et nous étendrons-nous, au contraire, sur les répertoires modernes, et surtout sur les établissements bibliographiques tout récemment créés *ad majorem gloriam Scientiæ* !

Le plan d'exposé que nous allons suivre est des plus simples. Il est le même que celui suivi par M. le Dr V.-L. Hahn dans sa thèse (Paris, 1897), thèse à laquelle nous faisons d'ailleurs, à ce point de vue, de nombreux emprunts.

I. Répertoires bibliographiques concernant les Généralités des Sciences Médicales.

Johannes-Antonides Van der Linden. *Descriptis medicis libri duo. Quibus præmittitur ad Petrum Tulpium manuductio ad medicinam...* Amstelodami, 1637, in-8°.

Cet ouvrage eut 4 éditions, dont la plus récente (1681) fut doublée de volume par Mercklin. Enfin, en 1731, elle fut refondue et considérablement augmentée dans la *Bibliotheca scriptorum medicorum* de J.-J. Manget.

Albrecht von Haller. *Bibliothecæ (anatomica, botanica, chirurgica, medico-pratica).* — Ces répertoires, qui vont de 1700 à 1788, forment la bibliographie générale des travaux parus sur les sciences médicales jusqu'au xviiie siècle.

Signalons aussi en même temps l'ouvrage qui lui sert de complément : Ch. Théoph. de Murr. *Annotationes ad bibliothecas Hallerianas... cum variis ad scripta Mich. Serveti pernentibus.* Erlangæ, 1805, in-4°.

Jean-Jacques MANGET. *Bibliotheca scriptorum medicorum veterum et recentiorum, in qua sub omnium qui a mundi primordiis ad usque sæc. Christ. XVIII initia vixerunt, nominibus ordine alphab. adscriptis, vitæ, opiniones et scripta recensentur.* Genevæ, Perachon et Cramer, 1731, 4 vol. in-fol. avec portrait. Continue le répertoire de Linden, mais indications bibliographiques douteuses.

Jean-Baptiste MONFALCON. *Précis de l'histoire de la Médecine et de Bibliographie médicale, contenant l'indication et la classification des ouvrages les meilleurs, les plus utiles, la description des éditions rares ou de luxe.* — Paris, Baillière, 1826, p., in-8°. — Autre édition, corrigée et augmentée, l'année suivante : *Précis de Bibliographie médicale*, Paris, Baillière, 1827, in-8°, VIII-552 p.

L'ouvrage de Monfalcon est la bibliographie des « meilleurs livres » de médecine connus ; mais le choix des travaux semble un peu fait au hasard, car des ouvrages de peu d'importance sont cités, tandis que des œuvres de réelle valeur n'y figurent pas.

Alphonse PAULY. *Bibliographie des sciences médicales. Bibliographie, Biographie, Histoire, Épidémies, Topographie, Endémies.* — Paris, Tross, 1874, in-8°, IX p. et 1758 colonnes.

Ce répertoire est un des meilleurs que nous possédions au point de vue de la rigoureuse exactitude des indications, car l'auteur les a le plus souvent relevées lui-

même directement dans les ouvrages originaux, et, lorsqu'il a été obligé de puiser à des sources étrangères,
celles-ci sont toujours indiquées par lui.

II. Catalogues des Bibliothèques médicales.

On peut considérer comme Répertoires les Catalogues
imprimés des bibliothèques médicales publiques (Bibliothèques de Facultés, d'Académies, de Sociétés savantes, etc.). Toutefois il ne faut pas oublier que si l'on veut
mettre ces catalogues au rang des répertoires, ce ne sont
que des répertoires de livres, car les articles de périodiques médicaux ne peuvent y être indiqués. Les renseignements qu'ils donnent sont donc bien loin de représenter la réalité, quand on songe que les publications
faites dans les journaux de médecine représentent plus
des deux tiers du travail des médecins. Il est donc inutile d'insister sur ces catalogues, le plus souvent défectueux au point de vue de la forme, et par définition, per-
pétuellement incomplets.

*Index Catalogue of the Library of the Surgeon-General's
Office, United States Army, Authors and subjects.*
Washington, Government Printing Office, 1880-95, 16 vol.
in-4°; et 2° série, vol. I (A), 1896; vol. II (B), 1897 ; vol. III
(C) 1898; vol. IV (D-E), 1899, in-4°.

Ce vaste répertoire avait été précédé de deux catalogues des collections premières de la Bibliothèque du
Chirurgien Général de Washington. Ces deux catalogues
parurent successivement sous le titre de *Catalogue of the*

Library of the Surgeon General's Office, United States Army. Washington, Government Printing Office, 1872, in-4°, 454 p. ; et 1873-74, 3 vol. in-4°. Ces volumes, comme le nom l'indique d'ailleurs, sont de vrais catalogues, donnant les ouvrages non idéologiquement classés, mais dans l'ordre alphabétique des noms d'auteurs. Le seul mérite de ces premières publications, et c'en est déjà un très grand, est la scrupuleuse exactitude des indications qu'elles fournissent.

L'édification de ces catalogues devait servir de base à ces vastes répertoires compris sous la dénomination d'*Index Catalogue.* La première série parut en 1880 et se termina en 1895 ; elle comprend seize gros volumes, donnant une bibliographie relativement assez complète des ouvrages publiés depuis une époque reculée jusqu'à nos jours. En outre, et c'est là l'innovation créée par J. Billings, c'est aussi un index des articles parus dans les principaux périodiques médicaux, *possédés par la Bibliothèque de Washington du moins.*

L'auteur a procédé en appliquant le principe américain du *Dictionary System* ou des MOTS-SOUCHES. Il a suivi l'ordre alphabétique onomastique et idéologique : tout y est mélangé, noms d'auteurs et mots d'ordre de matières ; les renvois sont très nombreux, mais présentent peut-être certains inconvénients sur lesquels nous reviendrons plus tard.

Un très grand nombre de mots représentent de véritables monographies bibliographiques, par exemple les mots suivants : *Bibliography* (Medical), *Medicine* (History), *Periodicals.*

Les titres d'ouvrages ou articles de périodiques sont donnés dans leur langue; les MOTS-SOUCHES de matières sont donnés en langue anglaise. Les ouvrages, thèses, monographies, sont imprimés en caractères plus gros que les articles de journaux, etc. ; l'ordre alphabétique par noms d'auteurs a été suivi pour le classement. Les renvois d'un MOT-SOUCHE DE MATIÈRES à un autre sont indiqués par les mots *see*, *also*, imprimés en caractères gras, à côté du mot souche.

Le premier volume, paru en 1880, comprend la lettre A et le début de B ; puis une liste d'abréviations des titres des publications périodiques. Le dernier volume a paru en 1895; il comprend les dernières lettres, W à Z inclus.

La nouvelle série, dont le premier volume est daté de 1896, reproduit le plan adopté dans la première. Aussi avons-nous toute la bibliographie de l'*Abdomen*, par exemple, jusqu'en 1880 par le premier volume de la première série, et la bibliographie jusqu'en 1895, par le premier volume de la deuxième série.

Nous avons également, en ce moment, la bibliographie à peu près complète de chaque renvoi jusqu'en 1899, si cela ne va pas plus loin que la lettre E, puisque c'est la dernière parue de la deuxième série. Mais, si nous voulons les autres lettres, on n'a la bibliographie que jusqu'à la date de publication de cette lettre; la bibliographie des *Calculs de la vésicule biliaire*, par exemple, ne sera donnée que jusqu'en 1884, puisque c'est la date de publication de la lettre G (*Gall-bladder*) ; pour la même raison, la bibliographie du *Poumon* ne sera donnée que jusqu'en 1887, année de la publication de la deuxième partie de la lettre L (*Lungs*). Nous avons tout ce qui a paru sur l'*utérus* jusqu'en 1894, la lettre U ayant paru cette année-là.

Nous pouvons déjà voir quels inconvénients présenteront ces répertoires ; et nous pouvons affirmer qu'ils sont insuffisants par eux-mêmes. Ils ne servent qu'à la condition d'être complétés par d'autres répertoires, procédant de façon différente : *Index Medicus*, par exemple.

III. BIBLIOGRAPHIES MÉDICALES GÉNÉRALES LIMITÉES A UNE PÉRIODE CHRONOLOGIQUE.

Nous ne citerons que deux ouvrages :

1° Antoine ROYER-COLLARD et DE LENS. *Bibliothèque médicale*. Paris, 1804-1823, 78 vol. in-8°, plus 2 vol. de tables. — Ce journal fut continué en 1823, par DE LENS et JOLLY (*Nouvelle Bibliothèque médicale*. Paris, 1823-26, 9 vol. in-8°, 3 vol. par an). Il contient un grand nombre d'analyses d'ouvrages notables, surtout allemands et anglais ; peu de mémoires originaux.

2° CALLISEN (A. C. F.). *Medicinisches Schriftsteller Lexicon der jetz lebenden Aerzte, Wundaerzte, Geburtshelfer Apotheker und Naturforscher aller gebildeten Vœlker...*, avec un Nachtrag sous le titre : *Med. Schriftst. Lexicon der jetzt lebenden Verfasser*. Copenhague, Altona, Kgl. Taubstummen Institut, 1830-45, 33 vol. in-8° (dont 8 de suppl.). [A-Z, t. XXI, 1830-35. — Anonymes, t. XXII-XXIII, 1836. — Journaux, recueils, t. XXIV-XXV, 1836-37. — Suppl. A. Z, t. XXVI-XXXIII, 1838-44].

Cet ouvrage constitue un répertoire précieux au point de vue des renseignements fournis sur la littérature médicale de la premiére partie de notre siècle. Les indications sont justes et données dans la langue originale ; en outre, les noms d'auteurs sont presque toujours suivis d'une notice biographique.

IV. Bibliographies médicales nationales.

Ces répertoires n'ont pas un très grand intérêt, puisque, pour élucider un point de bibliographie générale, il faudrait consulter autant de répertoires qu'il y a de pays.

D'ailleurs il en est très peu en France ; et même il n'y en a pas à proprement parler. Nous ne citerons en passant que les catalogues de thèses ou d'autres ouvrages nationaux.

Mentionnons cependant, en ITALIE, le *Bollettino bibliografico delle publicazioni mediche italiano con lo spoglio delle memorie originali dei periodici di medicina e scienze affini d'Italia;* compilato da Luigi Nobile Lojacono Gustavo Cini sol concerso per la parte sistematica dei chiar. Signori prof. E. Pestalozza, Dr C. Comba. — Firenze, Luigi Nobile-Lojacono, 1900, I, n° 1, janvier, 191 titres ; table alphabétique par noms d'auteurs (Revue toute nouvelle parue en janvier 1900).

V. Bibliographies médicales périodiques.

Ces répertoires sont, à notre sens, les plus utiles, car ce qui intéresse surtout le médecin qui s'occupe d'une question, c'est d'être tenu au courant des progrès et des découvertes récentes. Nous ne voulons pas dire toutefois que les répertoires généraux, ou ceux limités à une période chronologique, soient inutiles ; loin de là. Mais nous considérons qu'ils ne sont utiles qu'à la condition d'être complétés par les répertoires périodiques, et, à supposer un répertoire périodique complet, présentant toutes garanties d'exactitude, et qui paraîtrait régulièrement depuis plus d'un demi-siècle, nous oserions presque affirmer qu'il serait suffisant.

Nous nous bornerons à citer les quatre plus importants.

1° *Jahrbücher der in - und auslændischen gesammten Medicin...*, herausgegeben von Christian Schmidt. Erster Band : Jahrgang, 1834. — Le titre actuel est : *Schmidt's Jahrbücher*. Leipzig, Otto Wigand, 1834 et suiv. Sach-Register und Namen-Register.

C'est une revue trimestrielle très importante. Chaque volume comprend cinq parties. La première comprend des analyses d'articles originaux des périodiques allemands et étrangers ; ces extraits sont disposés selon un ordre systématique, comprenant les grandes divisions de la médecine. La seconde partie a trait à des comptes-rendus de nouvelles méthodes thérapeutiques, statistiques d'épidémies, observations cliniques intéressantes. La troisième fait la critique des journaux médicaux, au point de vue des travaux originaux ; les articles d'information, les extraits, les variétés sont commentées en plus, lorsque l'article est terminé. La quatrième comprend tout ce qui n'a pu être classé dans les chapitres précédents. Enfin, la cinquième

(*Medicinische Bibliographie*) donne à la fin de chaque volume un index de tous les ouvrages et journaux parus dans l'année. Tous les cinq ans, une table idéologique et onomastique, renvoie aux indications contenues dans la série de 20 volumes.

La revue parait par fascicules mensuels; mais chaque trimestre forme un volume.

2°) *Jahresbericht über die Fortschritte der gesammten Medicin in allen Lændern* .., herausgegeben von C. CANSTATT, 1841-42 (1er vol. annuel : Biologie ; 2e vol. Allegmeine Nosologie und Therapie). Von C. CANSTATT und EISENMANN, 1843-48 ; sous le titre de : *C. Canstatt's Jahresbericht*, 1849-50. Erlangen, F. Enke, 1845-51, 66 tomes en 27 vol. in-4° ; redigirt von SCHERER, VIRCHOW und EISENMANN, 1851-65 ; Würzburg, Stahel, 1852-60, 105 tomes en 30 vol. in-4°. Continué en 1867 par : *Jahresbericht über die leistungen und Fortschritte in der gesammten Medicin, herausgegeben unter Mitwirkung zahlreicher Gelehrten*, von Rudolf VIRCHOW und Aug. HIRSCH, 1866-76. Berlin, Aug, Hirschwald, 1867-77, in-4°, 2 vol. par an. Il parait, depuis 1897, sous la direction de VIRCHOW, GURLT et POSNER.

C'est une publication trimestrielle ; chaque année comprend deux volumes divisés en six parties. Le 1er volume comprend : 1° Anatomie et Physiologie ; 2° Médecine générale ; 3° Médecine publique. Le 2e volume : 1° Pathologie interne ; 2° Pathologie externe ; 3° Gynécologie et Pédiatrie. Une table par noms d'auteurs et par matières est toujours annexée au 2e volume de chaque année. Les analyses des principaux ouvrages originaux font toujours suite aux indications bibliographiques.

3ᵒ *Revue des Sciences médicales en France et à l'étranger*. Rédacteur en chef : G. HAYEM. Paris, G. Masson, in-8ᵒ, 2 vol. par an depuis 1873 ; publiée tous les 3 mois. Ne paraît plus depuis 1898.—Recueil « analytique, critique et bibliographique », donnant des résumés bien faits sur les différentes branches médicales dans l'ordre desquelles ils sont classés : Anatomie, Physiologie, Chimie médicale, Anatomie pathologique, Pathologie expérimentale, Pharmacologie et Toxicologie, Thérapeutique, Hygiène, Pathologie interne et Clinique médicale, Gynécologie et Obstétrique, Maladies des enfants, Dermatologie et Maladies vénériennes, Pathologie externe et Thérapeutique chirurgicale, Ophtalmologie, Maladies du larynx, du nez et des oreilles. A la fin de chaque volume trimestriel se trouve une table de « Renseignements bibliographiques », suivant le même ordre de matières que la partie analytique. A la fin du 2ᵉ volume annuel, il y a une table par noms d'auteurs et par matières. Cette revue rendait certains services, quoique très incomplète au point de vue des travaux français, et absolument insuffisante relativement aux travaux étrangers.

4ᵒ *Index Medicus. A monthly classified record of the current medical literature of the world.* Compiled under the supervision of Dʳ John S. BILLINGS and Dʳ R. FLETCHER. New-York, F. Leypoldt, 1879 à 1884 ; Boston, Georges S. Davis, 1885-1899.

Cette remarquable publication bibliographique est sans contredit l'une des meilleures qui existent à l'heure actuelle. Elle est le complément naturel de l'*Index Catalogue*. C'est un modèle de répertoire international. Les indications y sont scrupuleusement exactes, les erreurs fort rares ; il suffit d'ailleurs de savoir que les auteurs sont MM. les Drs J. S. Billings et R. Fletcher. Les ouvrages médicaux récents, les nouvelles éditions, les articles originaux parus dans les périodiques, les mémoires présentés aux sociétés savantes, les thèses et autres publications médicales trouvent place dans cette vaste collection, qui est rédigée avec toute la correction désirable. Toutefois il ne faudrait pas croire que l'*Index Medicus* eût la prétention d'être complet. Si, au point de vue des ouvrages américains, il relate tout ce qui s'écrit, il est bien loin d'en être de même au point de vue de la médecine européenne. On pourrait dire sans exagérer qu'il ne donne guère que la moitié des indications bibliographiques anglaises ; quant aux françaises et aux allemandes, il en fournit à peu près le tiers. On y trouve à peine le cinquième des publications italiennes et espagnoles ; on y voit quelques indications hollandaises, russes, roumaines, grecques, norwégiennes et suédoises. Ajoutons à cela que l'*Index Medicus* est en retard de trois mois sur les dates des publications : il devient donc *ipso facto* inutile si l'on veut être tenu au courant de faits absolument récents.

Faute de fonds nécessaires, l'*Index Medicus* a subi une interruption de quelques mois, en 1895 ; il a repris ensuite avec régularité jusqu'en avril 1899, où il a sombré définitivement.

L'*Index Medicus* paraissait en fascicules mensuels, qui, à la fin de l'année, formaient un volume accompagné d'une table par noms d'auteurs et d'une table analytique des matières renvoyant aux pages.

Chaque fascicule mensuel contenait environ une centaines de pages ; l'ordre systématique adopté pour le classement des documents était invariable : il était publié en tête de chaque fascicule. Voici les grandes divisions qu'il comprenait : 1° *Bibliography*, *History*, *Litterature* (des sous-chapitres étaient consacrés aux *Biographies*); 2° *Periodicals*, *Transactions* and *Reports* ; 3° *Biology* (Anthropologie. Anatomie, Physiologie, etc.); 4° *Medicine* (Bactériologie, Pathologie générale, Pathologie interne, Géographie médicale ; Climatologie, etc.) ; 5° *Therapeutics* and *Materia Medica* ; 6° *Surgery* (Pathologie externe et Médecine opératoire) ; 7° *Gynecology* ; 8° *Obstetrics* ; 9° *Diseases* and *Hygiene of Children* ; 10° *Dermatology* ; 11° *Opthalmology* ; 12° *Otology* and *diseases of the nose and throat*; 13° *Diseases of the teeth and Dentistry* ; 14° *State medicine* (Hygiène, médecine légale, médecine d'État, médecine militaire et navale) ; 15° *Veterinary medicine* ; 16° *Miscellaneous*.

Ici étaient classés tous les ouvrages et articles à titres vagues, qui n'avaient pas pu être classés sous les rubriques précédentes. Ce procédé est d'ailleurs des plus mauvais, car nous avons toujours vu que la plupart des indications qui étaient comprises dans le chapitre des Miscellaneous auraient pu très facilement trouver place dans les autres divisions. Il arrive donc souvent qu'on néglige de lire ce chapitre et qu'on laisse facilement passer des indications cependant très dignes d'intérêt.

Prenons un exemple à tout hasard ; nous trouvons dans le fascicule d'août 1898 :

Hamon du Fougeray. *De l'enseignement du chant aux enfants sourds-muets ayant conservé des restes d'audition. Ann. d. Mal. de l'Oreille, du Larynx*, etc., Paris, 1898, XXIV, 620.

Michaut. *Les anus musicaux en Extrême-Orient. Gaz. méd. de Paris*, 1898, 11. s., I, 324-326.

Le travail d'Hamon du Fougeray aurait indubitablement dû prendre place au chapitre : *Otology and diseases of the nose and throat;* et celui de Michaut, au chapitre *Biology*, à la divison *Physiology of the Digestive System*.

Les indications bibliographiques y sont données d'après la même méthode que l'*Index Catalogue*. Les articles de journaux y sont imprimés en petits caractères; les ouvrages sont différenciés par des caractères plus gros ; ils sont classés les uns et les autres, d'après l'ordre alphabétique dans chacune des divisions du classement méthodique. Les thèses sont signalées au moyen d'un astérisque. Les noms d'auteurs, imprimés en caractères gras, sont suivis de leurs prénoms entre parenthèses. Puis vient le libellé du travail dans sa langue originale, les indications du lieu de publication, de l'éditeur, de l'année ; enfin, l'indication de la série pour chaque périodique est donnée en chiffres arabes et celle de leur volume, en chiffres romains ; la pagination est mentionnée strictement ainsi que les figures, les planches, les tableaux, etc. Les titres en langue russe ou dans quelques autres idiomes étran-

gers sont indiqués à l'aide de caractères latins corres-
pondants. En définitive, l'*Index Medicus* sera toujours un
répertoire de premier ordre. C'est la revue qui fournissait
le plus (environ cinquante mille indications par an).

5° Les tentatives, faites en Europe pour éditer un recueil
analogue à l'*Index Medicus*, avaient jusqu'à présent échoué.

Cependant on a essayé en Autriche, au mois de juin
1899, de lance rune publication, destinée à tenir le public
scientifique au courant de tout ce qui paraît dans le
domaine de la médecine. M. le Dr Conrad Dohany, de
Vienne, promoteur de cette entreprise, s'est proposé de
faire entrer dans son répertoire, intitulé : *Die medicinische Weltliteratur*, ce qui paraît dans les publications
médicales de toute nationalité. *Die Medicinische Weltliteratur* a été publié deux fois par mois (le 1er et le 15).

Avec le n° 7, le répertoire a changé de nom et pris le
titre d'*Index Medicus Novus*. En raison du changement
de titre, qui nous semble un peu hasardeux, nous pensons
que M. le Dr Dohany espérait sans doute que sa revue
pourrait prendre la place du répertoire défunt. D'ailleurs
on pouvait attendre quelque succès pour cette publication.

Par son prix beaucoup plus modeste que celui de l'*Index
Medicus* (l'abonnement est de 20 francs par an), elle est
très accessible. Malheureusement le répertoire est loin
d'être complet ; des travaux de la plus haute importance y
sont omis. Au lieu de 120 pages de caractères relativement
petits d'un fascicule de l'*Index Medicus*, celui de l'*Index
Medicus Novus* n'en compte guère que 60, imprimées en
gros caractères.

Nous ne nous étendrons pas longtemps sur l'histoire de cet avortement ; en tout cas l'auteur a fait preuve de plus d'illusions et de bonne volonté que de science bibliographique. Certes les mânes du *Medicus* américain doivent rougir de honte d'avoir pour successeur le produit dégénéré du Dr Dohany.

Il divise sa petite brochure en 17 chapitres : L'ordre de ces chapitres est absolument quelconque ; il ne s'appuie sur aucun fondement scientifique. Mieux même, il y a une confusion extrême dans le dispositif des divisions ; l'anatomie pathologique a place avec la physiologie ; l'hydrothérapie et la climatologie marchent de pair avec la pathologie interne ; l'urologie avec la déontologie, l'homœopathie ; le végétarisme avec l'hygiène privée. Le chapitre *Varia* est un véritable capharnaüm ; nous y trouvons de la déontologie, de l'histoire de la médecine, de la prophylaxie, de la thérapeutique, de la médecine d'état, de l'hygiène publique, de l'hygiène privée, de l'hypnotisme, etc., etc. !

Les titres ont une orthographe inénarrable ; et il est évident qu'il ne s'agit pas ici d'erreurs typographiques, le nombre de ces fautes est trop grand ; la même faute se répète continuellement dans le même mot. En outre, les indications sont incomplètes ; pour les titres de périodiques, elles ne renferment que le mois, le quantième et la ville : pas de numéro, pas de pages. Les titres d'ouvrages ont juste la ville et la date, sans nom de l'éditeur, sans indication de format et du nombre des pages ; le nom de l'auteur n'y est pas toujours.

Dans chaque classe, le titre y est imprimé à peu près au

hasard : par exemple, les titres, pris dans la *Berliner klinische Wochenschrift,* sont groupés ensemble avant ceux de la *Riforma Medica,* qui précèdent eux-mêmes ceux de la *Semaine Medicale.* Ajoutons à cela que pour augmenter la difficulté de la lecture et des recherches, tout y est composé en caractères absolument identiques (nom d'auteur, énoncé du titre, indication du périodique, du mois, du quantième), et nous avons une idée exacte de ce qu'est l'*Index Medicus novus* !

*
* *

6° Cet essai n'a donc pas réussi. Nous espérons qu'il n'en sera pas toujours de même pour les autres ; et, s'il est bien à craindre que l'*Index Medicus* américain ait vécu, malgré les fallacieuses promesses des bibliographes du Nouveau Continent, il est certain aujourd'hui que cette publication, des plus utiles pour les médecins, va revoir le jour ; mais cette fois en France, car, à l'heure où nous publierons ce travail, le premier numéro de la *Bibliographia Medica* aura paru. Et nous pensons que, peu à peu, avec les ressources et le personnel que possède l'Institut de Bibliographie de Paris, ce n'est plus un fascicule de deux à trois mille indications par mois que nous possèderons, mais une brochure de dix à onze mille : ce qui deviendra dès lors le reflet approximatif de toute la littérature médicale !

La *Bibliographia Medica* (en sous titre *Index Medicus*), a pour directeurs MM. les Professeurs Ch. Richet et Potain. Les indications qu'elle va donner sont fournies par l'Institut international de Bibliographie scientifique de Paris. C'est un recueil mensuel, qui, au début, donnera de 3 à 4.000 titres, mais pourra plus tard publier davantage.

Nous pensons que la lacune produite par la disparition de l'*Index Medicus* sera avantageusement comblée, car la *Bibliographia Medica* fournira beaucoup plus d'indications européennes et au moins autant de titres américains.

L'ordre des chapitres et des divisions sera celui de la classification décimale de Dewey, système bibliographique d'après lequel d'ailleurs tous les titres seront classés.

Chaque fascicule comprendra ainsi 10 grandes divisions : 610 *Sciences médicales*; 611 *Anatomie*; 612 *Physiologie*; 613 *Hygiène privée*; 614 *Hygiène publique*; 615 *Thérapeutique*, *Pharmacie*, *Toxicologie* ; 616 *Pathologie interne*; 617 *Pathologie externe* et *Médecine opératoire*; 618 *Gynécologie*, *Obstétrique* et *Pédiatrie*; 619 *Médecine vétérinaire*.

Les indications bibliographiques seront d'une exactitude scrupuleuse et on apportera un soin tout particulier à l'édition, afin d'égaler, sinon surpasser, à ce point de vue l'*Index Medicus* défunt.

Chaque indication bibliographique porte le nom de l'auteur, le titre complet du travail, l'indication aussi simple que possible du recueil où le mémoire est paru, le nom de la ville où il est publié, avec la date exacte, la tomaison, le numéro initial et le numéro final de la pagination.

Les thèses et les travaux généraux ne sont pas séparés des articles de périodiques ; mais les indications étant très complètes et les titres des journaux étant imprimés en italiques, il est facile de voir à la lecture s'il s'agit d'un article ou d'un mémoire. Les thèses seront d'ailleurs suivies d'un astérisque.

L'ordre analytique est également suivi dans un même paragraphe ; l'ordre alphabétique de l'*Index Medicus* n'est donc pas conservé.

La Bibliographia Medica élimine systématiquement tout article ne revêtant pas un caractère nettement scientifique (article de vulgarisation, de polémique, de réclame, etc.). Cependant, chaque fois qu'une question sérieusement traitée se rattache, même de loin, aux études médicales, elle en donne la bibliographie : de sorte qu'elle représente « l'ensemble à peu près complet de toutes les sciences médicales ».

VI. Bibliographies spéciales.

Il nous resterait bien à nommer encore quelques Répertoires périodiques ; mais ils n'ont qu'un intérêt plus restreint. Aussi terminerons-nous ici ce chapitre en abordant l'étude d'autres Répertoires d'un genre tout nouveau et d'un ordre complètement différent de celui qui avait présidé jusqu'ici à la conception des publications bibliographiques. Toutefois, avant d'aborder ce nouveau chapitre, n'oublions pas de rappeler qu'à côté de bibliographies générales, il existe

un très grand nombre de bibliographies spéciales, c'est-à
dire n'embrassant qu'une branche particulière de l'art médical. Ces répertoires donnent la littérature en rapport avec
leur spécialité, jusqu'à une époque déterminée : ce sont des
bibliographies spéciales rétrospectives. Mais, par suite des
progrès incessants de la Science, des doctrines nouvelles
émergent, et ce sont les bibliographies périodiques spéciales qui les relatent. La plupart du temps, ces répertoires
sont rédigés par des spécialistes compétents, qui s'appli_
quent à les rendre aussi complètes que possible.

Nous ne pouvons ici donner la liste de tous ces ouvrages ;
cela sortirait d'ailleurs du cadre de notre sujet. Nous ren-
voyons donc à la thèse du Dr V.-L. Hahn, où il est fait
mention de tous ces répertoires spéciaux. Cependant, nous
croyons utile de donner, à titre de modèle, l'indication
d'une de ces Revues ; il s'agit d'un répertoire physiologique,
dont la publication a été entreprise en 1895, par M. le
Pr Charles Richet (*Bibliographia physiologica*, 1895.
*Répertoire des travaux de Physiologie, annuel ; classé d'après
la Classification décimale* (Paris, F. Alcan, in-8°, IV et suiv.).

VII. Instituts de Bibliographie.

Les différents répertoires, que nous venons d'exposer,
sont à peu près tous compris dans le même sens. Évidemment l'ordre adopté n'est pas le même ; mais ce sont toujours des publications soit annuelles, trimestrielles, men-
suelles ou autres ; il en résulte de graves inconvénients
sur lesquels nous avons déjà suffisamment insisté.

Les progrès de la science bibliographique ont été grands. Depuis longtemps déjà, on renonce de plus en plus dans les bibliothèques au catalogue manuscrit et au catalogue imprimé. On a fait des catalogues sur fiches : de là à imaginer, pour la littérature médicale, un vaste Répertoire sur Fiches classées méthodiquement, il n'y avait certainement qu'un pas. C'est sur ce principe qu'ont été fondés les INSTITUTS DE BIBLIOGRAPHIE : l'*Office bibliographique* de Bruxelles; le *Bureau Bibliographique* de Paris; l'*Institut de Bibliographie* de Paris; le *Concilium Bibliographicum* de Zurich, etc., enfin, les publications sur fiches, entreprises pour différentes branches des connaissances humaines : Agriculture, Botanique, Zoologie, Sociologie, Géologie, Médecine, Science des Chemins de fer, etc., etc.

Il est inutile que nous fassions l'historique du développement et de l'organisation de ces différents établissements. Quelques uns sont en relations avec l'*Institut international de Bibliographie,* fondé à Bruxelles en 1895, association d'ordre purement scientifique, qui a pour objet d'organiser la coopération internationale en vue d'établir, sur fiches, un Répertoire universel des productions intellectuelles du monde. Ce répertoire doit réunir les notices bibliographiques se rapportant aux travaux de toute nature (livres, articles de revues, communications aux Sociétés savantes, etc.), qui ont paru ou paraissent dans tous les pays et dans les divers domaines des connaissances humaines. Toutes les notices doivent être établies sur fiches d'un modèle uniforme. Le répertoire comprend deux parties. Dans l'une, les fiches sont classées par matières, suivant la *Classification Décimale de Dewey:* c'est ce qui constitue le répertoire idéologique ou méthodique. Dans l'autre, les fiches sont classées par ordre alphabétique des noms d'auteurs : c'est le répertoire onomastique. Certaines sections du *Répertoire universel* ont pu être publiées en recueil concernant des sciences spéciales et établies selon un mode uniforme (Bibliographia anatomica, physiologica, zoologica, etc). L'ensemble des collections bibliographiques de ces différents recueils constitue la « *Bibliographia universalis* ».

Cet Institut a cherché à organiser dans chaque pays des bureaux ou Offices nationaux, ayant pour but de collaborer aux travaux du répertoire universel. C'est ainsi que se sont constitués, pour les Sciences sociales, le Droit, la Philosophie et la Théologie, etc., l'*Office* de Bruxelles; pour la Zoologie, l'Anatomie et la Physiologie, le *Concilium Bibliographicum* de Zurich ; enfin, à Paris, un *Bureau bibliographique*. Ce dernier, qui n'a pas, actuellement, traversé sa période embryonnaire, doit surtout traiter de l'art de l'ingénieur et de l'industrie.

Mais fermons ici la parenthèse sur ce court exposé de l'Institut de Bibliographie, et reprenons notre sujet, au point de vue de la section qui nous intéresse: nous voulons dire la Médecine.

En définitive, après examen, on peut dire qu'il n'y a que deux établissements, pour ne pas dire qu'un, qui s'occupent des sciences médicales : c'est, à Paris, l'*Institut international de Bibliographie scientifique*, et le *Concilium* de Zurich.

Le Concilium Bibliographicum est un Bureau, qui a été fondé en 1895 ; il est *subventionné* par les autorités fédérales et cantonales suisses et plusieurs sociétés savantes d'ordre privé. Le Concilium publie des bibliographies de zoologie, d'anatomie et de physiologie ; il se rattache aux sciences médicales par la *Bibliographia anatomica* et la *Bibliographia physiologica*.

La première est un répertoire périodique des travaux d'anatomie ; elle est publiée par M. le Dr Field, avec la collaboration de E. Roth ; elle fournit environ 3,000 indications par an ; la publication se fait sur fascicules bimensuels. La première publication date de 1897.

La *Bibliographia physiologica* est publiée par le Concilium, sous la direction du P[r] Ch. Richet, avec la collaboration de MM. Athanasiu, J. Carvallo, Contejean et Dupuy ; elle donne annuellement environ 1.500 titres. Cette bibliographie est publiée périodiquement à partir de 1897, en trois ou quatre fascicules par an. La bibliographie rétrospective est publiée sans périodicité ; mais cette bibliographie ne remonte pas encore au delà de 1893.

La *Bibliographia zoologica* est la publication la plus importante du *Concilium bibliographicum*. C'est un répertoire périodique des travaux de zoologie, qui fut publié au début à la fois par le *Concilium* et le *Zoologischer Anzeiger*, sous la direction de MM. Field et V. Carus. Le total des titres publiés est d'environ 8,000 par an ; la première année est 1896. Actuellement M. Field opère seul.

Il existe, pour toutes ces publications, des éditions sur fiches du format type (125 × 75 mm.) ; toutefois, les fascicules ont un dispositif tel que chaque notice bibliographique, après avoir été découpée et collée séparément sur fiche, peut servir à compléter une collection, ou tenir à jour les répertoires ou catalogues préexistants.

Mais le seul établissement, s'occupant réellement de Bibliographie médicale, est l'Institut international de Bibliographie scientifique de Paris.

Institut international de Bibliographie Scientifique de Paris.

Il fut fondé à Paris, en 1893-1894, par M. le Dr Marcel Baudouin (1).

D'ordre absolument privé, il a adopté un type de fiches spécial.

L'Institut de Paris ne publie pas ses fiches ; il met à la disposition du public la copie, manuscrite ou dactylographiée, de ses fiches minutes.

La liste des articles originaux ou des nouvelles publications est dressée sur des petites fiches de dimensions réduites (format carte de visite). Les fiches sont manuscrites et classées d'après le Système Décimal, dans une série de meubles à tiroirs. Elles sont simplement placées derrière des fiches de subdivisions ; elles sont donc facilement maniables, en raison de leur mobilité. C'est bien, comme l'a surnommée le fondateur, le type de la fiche *circulante*.

Depuis quelque temps, cet Institut s'est rallié en partie aux règles édictées aux précédents Congrès et défendues à Bruxelles, en adoptant les fiches perforées de format type pour les collections particulières ou les col-

(1) M. M. Baudouin y songea dès 1888, en préparant sa thèse de doctorat.

lections d'exposition ; mais le modèle des fiches de la grande collection (ce que M. Baudouin a qualifié : Musée de Bibliographie) n'a pas changé.

L'Institut possède environ 200.000 fiches de sciences diverses et environ 2 millions de fiches de Médecine. Il a, en outre, fait l'acquisition de grandes collections (Agriculture, Botanique, Zoologie, Industrie, Science des Chemins de fer, etc.). Actuellement, il est certainement en mesure de fournir, pour la partie médicale, des ressources bibliographiques de tout ordre.

Les fiches circulantes constituent plusieurs répertoires : le Répertoire méthodique ou idéologique ; le Répertoire onomastique ; un Répertoire de fiches indicatrices d'analyses ; enfin un Répertoire de fiches analytiques.

Répertoire méthodique. — Le répertoire méthodique comprend un ensemble de 1.500.000 fiches au moins. C'est, sans contredit, l'un des répertoires les plus complets au point de vue de la littérature médicale. Toutes les fiches y sont classées d'après le système décimal, mais système considérablement augmenté ! Ainsi, en Physiologie, dont les divisions de la classification ont été faites par le Pr Ch. Richet, on peut indexer jusqu'à 9 et 10 chiffres ; les tables de chirurgie et de gynécologie permettent de pousser l'indexation à 18, 19 chiffres et plus, de sorte que le répertoire fournit immédiatement la bibliographie d'un point extrêmement particulier. Ainsi il ne faudra pas plus de temps pour trouver ce qu'on a écrit sur le " Traitement de l'épithélioma de la face par la méthode de Cerny-Trunecek " que sur le " Traitement de l'épithélioma " en général. Nous aurons aussi vite la littérature du " Diagnostic des fractures de la grande corne de l'os hyoïde par les rayons X ", que la bibliographie complète du " Diagnostic des fractures ". Il ne sera pas plus difficile de trouver les fiches sur la " Cholédocho-entérostomie " que sur la " Chirurgie des voies biliaires " en général; et nous pourrions multiplier ces exemples à l'infini.

Le répertoire se trouve réparti dans de grands meubles, comprenant chacun plus de 180 tiroirs.—Il existe, en outre, des meubles contenant des fiches perforées d'un plus grand format, d'un type analogue à celui des fiches adoptées par l'Office de Bruxelles ; mais ces fiches appartiennent, en grande partie, à des collections acquises (Collection Field, collection Weissenbruch, collection Richet, Langlois, Library Bureau, etc.), ou, nous l'avons dit, à des collections destinées à des particuliers.

Répertoire onomastique. — Le répertoire onomastique comprend environ 600.000 fiches. Elles sont classées par ordre alphabétique de noms d'auteurs. Ce répertoire permet, sachant qu'un auteur a travaillé suivant telle ou telle direction, de retrouver en quelques instants l'indication de ses ouvrages.

En outre, derrière chaque fiche de division de nom d'auteur, se trouvent des fiches de subdivisions correspondant à des périodes chronologiques, de sorte qu'indépendamment de l'ensemble des travaux publiés par un savant, on peut avoir très vite, sans être obligé de procéder extemporanément à une sélection, les travaux publiés en telle ou telle année.

Cherchons, par exemple, des travaux de M. le Dr Segond sur la « grossesse extra-utérine ». On n'a qu'à prendre derrière la fiche « Segond » les travaux correspondant à la question cherchée. Mais, comme il sont aussi divisés par années, si ce sont seulement des publications de Segond en 1897 qui nous intéressent, nous n'aurons qu'à puiser derrière la fiche de subdivision 1897.

Nous voyons donc que, dans ce catalogue onomastique, se trouve inclus en quelque sorte un répertoire chronologique.

RÉPERTOIRE DE FICHES INDICATRICES D'ANALYSES. — Il existe aussi un répertoire de fiches indicatrices d'analyses ; ces fiches sont classées alphabétiquement, par noms d'auteurs. Elles sont du petit format adopté par l'Institut de Paris.

Voici en quoi consiste ce répertoire. Il existe des revues qui ne publient pas d'articles originaux, mais qui analysent des travaux d'ensemble ou des publications originales prises dans les périodiques ; d'autre part, tous les journaux médicaux, à de rares exceptions, consacrent un chapitre spécial aux analyses des publications étrangères. Les fiches de ces analyses ne peuvent trouver place au répertoire méthodique, puisque la fiche du travail original y est déjà ; elles ne peuvent pas non plus, pour la même raison, être classées au répertoire onomastique des œuvres originales ; et, cependant, elles sont d'une utilité incontestable si l'on veut éviter la lecture de travaux originaux ou si l'on est dans l'impossibilité d'effectuer ces lectures, soit par manque de temps, soit par éloignement d'un centre scientifique, ou igorance de langues étrangères.

Prenons quelques exemples. Supposons que nous voulions faire un travail sur le « Traitement des Péritonites ». Nous avons déjà notre bibliographie; au nombre de ces fiches se trouve un article de M. Jaboulay, paru en 1898, dans le *Lyon médical*. Si nous ne pouvons nous procurer pour une raison quelconque ce numéro du *Lyon médical*, les fiches indicatrices d'analyses nous apprendront que le travail de Jaboulay a été résumé dans d'autres journaux et en particulier dans *l'Illustr. Rundschau* en 1899; s'il se trouve précisément que nous possédions ce numéro de journal

---

617.82.8

JABOULAY (M.).

Drainage des collections péritonéales par la voie rectale.

Lyon méd., 1898, lxxxviii. mai 29, no 22, 143-145.

Analyse :

Illustr. Rundsch., 1899, ii, mai, Hft. 2, 149.

Fig. 1. — Fiche indicatrice d'analyse.

et si nous connaissons bien la langue allemande, nous pourrons savoir rapidement, par l'analyse, si l'article de Jaboulay nous est ou ne nous est pas utile (Voir *Fig*. 1).

Voici un autre cas qui se produit. On possède la source d'un travail étranger, mais on ne peut en comprendre l'idiome.

Nous nous occupons, par exemple, de « l'Hystérie chez l'homme » ; et un article très intéressant de GORCHKOV a été publié le 18 déc. 1899, dans le *Vratch*. Nous avons bien le journal ; mais nous ne lisons pas le russe. Heureusement, en cherchant au répertoire des fiches indicatrices d'analyses, nous trouvons que précisément l'article a été analysé dans *La Médecine moderne* du 13 janvier 1900.

Ce répertoire ne peut être utilisé, bien entendu, que si l'on connaît au préalable l'indication bibliographique des travaux dont on recherche les analyses. Il faudra donc d'abord faire usage du répertoire méthodique ou du répertoire onomastique des travaux originaux.

RÉPERTOIRE DES FICHES ANALYTIQUES.— Il existe enfin un répertoire d'un ordre d'idées un peu différent ; c'est le répertoire des fiches analytiques, classées alphabétiquement par noms d'auteurs.

La fiche analytique (du format 105×208 mm.) donne le résumé en 25 ou 30 lignes d'une œuvre originale, résumé généralement suffisant pour pouvoir faire un premier choix des travaux intéressants. Elle donne strictement la substance, le squelette du travail ; elle n'a d'autre prétention, pour les articles de longue haleine et les ouvrages, que d'indiquer exactement ce que, le plus souvent, n'indique pas un titre ne correspondant pas toujours aux idées développées au cours d'un travail ; toutefois, pour les articles courts, elle est une véritable analyse.

Bien entendu ce répertoire, comme le précédent, implique la connaissance préalable des indications bibliographiques et l'utilisation du répertoire de fiches indicatrices d'analyses, qui n'est lui-même utilisable que si l'on a déjà puisé soit au répertoire méthodique, soit au répertoire onomastique.

*
* *

On le voit, d'après ce que nous venons d'exposer, c'est ce mode de Répertoires (*Répertoires sur Fiches mobiles*), qui offre le plus de facilités pour les recherches bibliographiques. C'est aussi, à notre avis, celui qui présente le plus de sécurité, si l'on veut posséder une bibliographie complète (et cela en raison du système de classement adopté : le système décimal).

Tout récemment nous avons voulu, à titre de renseignement personnel, nous rendre compte de la valeur comparée des différents Répertoires, au point de vue du nombre de titres qu'ils pourraient fournir sur un même sujet. — Nous avons pris comme champ d'expériences la « *Surdi-mutité* » au point de vue pathologique seulement (soit une partie du 617.8.03... , en Classification décimale).

Nous avons opéré sur un total de 1084 fiches, prises d'une part à la collection de l'Institut de Paris, et, d'autre part, sur l'ensemble des Répertoires, que nous avons pris comme types, c'est-à-dire les deux volumes de l'*Index Catalogue* [1884 et 1899], qui contiennent le chapitre concernant la « surdi-mutité », plus les volumes de l'*Index Medicus* pendant 14 ans, de 1885 à 1899. Or, sur 1084 fiches que nous considérions à Paris comme la collection complète, nous avons trouvé 43 titres, dans le dernier volume d'*Index Catalogue*, qui n'étaient pas à la collection de l'Institut. Mais, en revanche, l'Institut en a 273, qui ne se trouvent pas dans l'*Index Catalogue*.

Le total de fiches fournies par les *Index* américains est donc de 1084-273+43 = 854. Puisque 1084 représente la collection de l'Institut, la collection complète doit donc être au moins égale à 1084+43, soit 1127. — En somme, la différence absolue entre le nombre de titres des *Index* et celui de l'Institut est égal à 1084—854, soit 230. L'Institut, d'après cet exemple, fournirait donc déjà un nombre d'indications supérieur à celui des deux *Index réunis*.

En conséquence, l'Institut de Bibliographie de Paris représente une lacune d'environ 4 0/0 sur un chiffre donné, tandis que, pour les *Index* ensemble, la lacune est d'environ 20 0/0.

Le Répertoire sur Fiches est aussi le plus commode. Il ne faut pas oublier que le système des fiches circulantes permet au médecin de la plus petite bourgade, et par conséquent loin de tout centre scientifique, d'avoir la bibliographie d'une question qui l'intéresse. Il est très facile d'envoyer 40 ou 50 fiches ; on ne peut pas expédier une collection d'*Index Catalogue* ou d'*Index Medicus*. Si même le travailleur habite une grande ville, il pourra avoir chez lui, sans avoir besoin de se déranger, sans procéder à aucune recherche dans les publications bibliographiques, la littérature d'un sujet donné.

C'est donc, selon nous (1), le système des Fiches Bibliographiques qui offre le plus de garanties et de facilités.

(1) C'est aussi l'opinion de M^r le Dr Laborde (*Tribune médicale*, 1900, 7 février, n° 6, p. 118-119).

CHAPITRE II.

Des Systèmes bibliographiques. Des Procédés de Classement appliqués aux collections médicales.

« Rien ne sert d'accumuler les richesses bibliographiques. Il faut pouvoir les retrouver facilement, au moment où l'on veut s'en servir ».

C'est sur ce principe qu'on s'est efforcé d'édifier les systèmes bibliographiques. La question du Classement a préoccupé les bibliophiles depuis plus de deux siècles.

Les systèmes bibliographiques sont innombrables (selon Ottino, plus de 130) ; mais il en existe, on peut dire, presque autant que de bibliographes. Ils sont tous absolument arbitraires, et ceux qui ont cherché à les étayer sur des bases purement scientifiques ont rencontré des difficultés inouïes ; il en est résulté des procédés de classement très compliqués, et réservant plus d'une surprise, pour l'avenir, au fur et à mesure des découvertes nouvelles.

Ici, l'arbitraire seul a presque toujours présidé au mode de classification ; mais il suffit qu'un système quelconque soit universellement adopté et mis en pratique, car, en définitive, quelqu'artificielle que soit une classification, elle n'en est pas pour cela mauvaise. Évidemment, il est préférable de s'appuyer sur des données logiques fournies par la Science ; mais, s'il est impossible d'y parvenir, qu'importe le système, pourvu qu'il soit simple et puisse être facilement répandu. En Bibliographie, comme en toute chose d'ailleurs, le tout est d'être d'accord ; malheureusement, ici, plus peut-être qu'en toute autre circonstance, on ne l'est guère : « *that is the question* ! »

Voyons ce que dit MAIRE au sujet des systèmes bibliographiques (*Manuel pratique du Bibliothécaire*. Paris, 1896, Picard Al., p. 184-186). « Quel est le bibliographe, même amateur, qui n'ait pas cru devoir montrer un système nouveau, plus pratique et plus utile que celui de son voisin ou de son prédécesseur ? Les bibliothécaires n'ont pas évité cet écueil ; et, maîtres de leurs bibliothèques, ils ont défait, bien souvent mal à propos, le travail de leurs prédécesseurs. Ne sommes-nous pas portés à arranger l'ordre et la division des Sciences selon notre prédilection personnelle, à l'avantage toujours de la science qui nous est chère et que nous cultivons avec plus d'intérêt ?

« A propos du classement systématique adopté dans les bibliothèques des divers États, comme aussi dans les bibliographies spéciales imprimées, nous signalerons comme un défaut grave le manque de concordance entre le choix des cotes, par lettres ou par chiffres, et le rapport de séries scientifiques et littéraires. Par là les érudits et les travailleurs, et même les bibliothécaires, se trouvent généralement désorientés en entrant pour la première fois dans une bibliothèque.

« Jusqu'ici il s'est bien tenu quelques Congrès bibliographiques, mais auxquels peu de bibliothécaires pratiquants ont été convoqués ; ce serait pourtant à eux à élucider cette question et à la traiter sérieusement. Il est vrai qu'elle n'a jamais été posée bien nettement. Et cependant la Bibliographie sert de base à toutes les études scientifiques de quelque ordre qu'elles soient ; elle mériterait, comme tout autre science, d'avoir un cadre de classement uniforme et admis par tous les bibliographes du monde : or, ceci n'existe pas. On peut dire que chaque auteur de bibliographie spéciale, de répertoire, adopte un cadre particulier, qui bien souvent égare l'érudit et le chercheur au lieu de l'aider.

« On hésite presque toujours dans le choix des dénominations à adopter, des signes ou des lettres qui les expriment ; cependant, il faudra bien arriver un jour à créer cet ordre. Ce n'est pas isolément et avec les seuls moyens et les seules connaissances d'un bibliothécaire qu'on arrivera à trouver ce cadre et avoir assez d'autorité pour l'imposer dans le monde entier. C'est dans une Conférence internationale qu'on parviendra à jeter les bases d'un système, présentant un cadre d'ensemble où l'on pourra grouper toutes les productions des connaissances humaines, tant spéculatives que déductives, qui permettra d'y intercaler toutes les divisions nouvelles que l'avenir nous réserve. On créera alors une série de légendes, lettres, chiffres ou signes conventionnels qui seront aussi immuables que possible, ne s'appliquant qu'à la détermination d'une science dans son ensemble... ou bien l'on se rangera à l'opinion des bibliographes qui n'admettent que la seule division analytique, et, en Amérique, ce système prédomine déjà : Ame (liste des ouvrages traitant de l'âme)... L'ordre alphabétique est toujours rigoureusement suivi dans ce dernier système. Selon nous, la division analytique conviendrait mieux pour les tables de matières, tandis que le classement d'après un cadre s'adapterait mieux à une bibliothèque et à une bibliographie générale. Ceci est encore une affaire d'appréciation. »

Voici maintenant l'opinion de A. GRŒSEL (*Manuel de Bibliothéconomie*, Paris, Welter, 1897).

« Toute bibliothèque un peu importante étant en quelque sorte et dans les limites déterminées, une représentation synthétique de l'ensemble des connaissances humaines, le bibliothécaire doit naturellement s'efforcer de mettre le catalogue méthodique en harmonie avec les systèmes de la Science. Mais que faut-il entendre par là ? Et comment peut-on faire accorder le système bibliographique avec le système scientifique ? C'est là une question extrêmement difficile à résoudre. Le mieux naturellement serait que les deux systèmes fussent absolument identiques; malheureusement c'est là chose impossible. Lorsqu'on écrit un livre, en effet, on ne se préoccupe nullement de savoir s'il pourra rentrer ensuite dans telle ou telle classe du système que nous pourrions appeler philosophico-encyclopédique, et il en résulte qu'un grand nombre d'ouvrages ne peuvent logiquement y trouver place. Vouloir identifier le système bibliographique avec le système philosophique serait méconnaître la véritable nature des livres... Le système bibliographique devra, en général, suivre le système philosophique d'aussi près que possible... »

En somme, tout système bibliographique est acceptable par définition. M. Maire souhaite un Congrès de Bibliographie où l'on adopterait un mode de classement *ne varietur*. Disons tout de suite que ces Congrès ont eu lieu et que c'est le système décimal de Dewey, qui a été adopté par les bibliographes. Malheureusement, si le nombre des décimalistes augmente tous les jours, le camp des antidécimalistes présente un effectif encore considérable, et, disons-le, ceux qui sont les plus hostiles à ce système de classement, ce sont précisément les bibliothécaires. Pour notre part, nous ne comprenons pas bien le mauvais vouloir des bibliothécaires touchant la classification décimale ; elle est cependant beaucoup moins compliquée que les autres systèmes de cotes, où l'on emploie les groupements alphabétiques, numériques, ou encore une sorte d'indice hybride, groupement alphabétique avec groupement numérique. Peut-être faut-il simplement incriminer l'esprit de routine ?

Nous sommes complètement de l'avis de A. Grœsel lorsqu'il dit qu'on doit s'efforcer de conserver le plus possible les systèmes scientifiques ; s'il y a parfois impossibilité matérielle, il faut, toutes les fois qu'on peut, adopter un système rationnel et le plus possible en harmonie avec les divisions et les groupements naturels que nous fournit la Science. C'est un des reproches que l'on peut faire à

Dewey dans sa classification décimale : toutes les sciences, toutes les parties d'une science n'ont pas une importance égale ; en tout cas il faut toujours conserver une ou plusieurs places en vue de l'éventualité possible d'une découverte nouvelle : c'est ce que n'a pas fait, ou du moins a mal fait, Dewey.

Mais nous nous occuperons un peu plus loin, et d'une façon détaillée, de l'étude de sa Classification décimale.

Parmi les plus anciens systèmes, le plus célèbre est celui de J. Garnier, qui fut appliqué en 1678 à Paris, à la Bibliothèque des Jésuites. Au XVIII⁰ siècle, le système de Garnier subit un perfectionnement par P. Marchant ; et c'est cette transformation qui servit de base à la répartition bibliographique de J. C. Brunet, en cinq classes principales : 1° Théologie ; 2° Jurisprudence ; 3° SCIENCES ET ARTS ; 4° Belles-Lettres ; et 5° Histoire. C'est donc dans une subdivision de la 3ᵉ classe que la Médecine trouve sa place.

Cette classe se subdivise en 9 sous-classes ; la Médecine se place à la quatrième, qui se subdivise elle-même en 14 parties.

Il nous est difficile, on le comprend (et d'ailleurs ce travail dépasserait notre but), de passer en revue tous les systèmes bibliographiques. Nous ferons donc un choix et ne citerons que ceux qui présentent un certain intérêt au point de vue médical.

Le système de Schütz et Hufflaud, publié sous le titre de « *Repertorium der Litteratur für die Jahre 1785-1800* », est divisé de la façon suivante. 16 Classes : A Science des

Sciences ; B Philologie ; Philosophie ; C Théologie ; D Jurisprudence ; E Médecine; G Pédagogie; H Sciences politiques ; I Sciences militaires ; K Sciences naturelles ; L Technologie; M Sciences mathématiques; N Histoire ; O Beaux-arts; P Histoire littéraire ; Q Mélanges. Ici la Médecine a place dans la cinquième classe, sous la rubrique E.

Le système, proposé par A. E. Schleiermacher en 1852, mérite mention. L'ensemble des sciences est compris en 14 grandes classes, dont quelques-unes ont pour indice deux lettres de l'alphabet. La Médecine aura pour index les lettres R. S.

Plus récemment, et c'est le système appliqué aujourd'hui à la Bibliothèque universitaire de Halle, Otto Hartwig a proposé un autre mode de classement. Cet auteur se base sur la division naturelle opérée de nos jours entre les sciences morales et les sciences naturelles : il admet la Géographie, comme servant de trait d'union unique entre ces deux ordres de sciences différentes. Nous ne donnerons que les divisions de la Médecine

De A à O, Sciences morales; O Géographie, servant de trait d'union ; de O à V Sciences naturelles.

Otto Hartwig divise la lettre U, Médecine, de la façon suivante :

Ua Traités généraux.

Ub Anatomie.

Uc Physiologie.

Ud Pathologie générale.

Ue Thérapeutique générale.

U f Matière médicale, Toxicologie.

Ug Traités généraux de médecine pratique.

Uh Pathologie interne, I (Maladies contagieuses et constitutionnelles).

Ui Pathologie interne, II (Maladies du système nerveux, tissu cellulaire, etc ; des organes).

Uk Chirurgie.

Ul Ophtalmologie, Otacoustique, Chirurgie dentaire.

Um Maladies des femmes, Obstétrique, Maladies des enfants.

Un Médecine légale ; Service médical.

Uo Médecine vétérinaire.

Parm i les systèmes suivis par les Bibliothèques publiques, tous n'en citerons que quelques-uns, l'exposé de ces systèmes offrant peu d'intérêt pour notre sujet.

Le cadre du classement des imprimés à la Bibliothèque nationale comprend cinq grandes classes : Théologie, Jurisprudence, Histoire, Sciences, Littérature et Beaux-Arts : chaque sous-classe correspond à une lettre de l'alphabet ; ainsi la première sous-classe de la Théologie a pour cote la lettre A, la lettre Z représente la dernière division de la Littérature ; les sous-classes des Sciences vont de la lettre R à la lettre X ; le T est l'indice de la Médecine.

Les Bibliothèques de l'Université emploient le système rigoureusement alphabétique. L'index des grandes classes est représenté par la lettre qui commence le nom de la classe : ainsi, par exemple, l'index des Sciences sera S ; même procédé pour les divisions et subdivisions. La Médecine aura pour cote S. M.; ses divisions seront :

S. M. Sciences médicales.
S. M. d. Dictionnaires et ouvrages généraux.
S. M. a. Anatomie et Physiologie.
S. M. m. Médecine (Pathologie interne).
S. M. χ. Chirurgie.
S. M. φ. Pharmacie.
S. M. ν. Vétérinaire.

Classification décimale de Melvil Dewey.— Parmi les autres systèmes bibliographiques, le plus connu est le Système Décimal de Melvil Dewey, appliqué pour la première fois à la Bibliothèque de l'Amherst College (Massachussets) (Decimal Classification and relativ index for arranguing, cataloguing and indexing public and private libraries, Boston; une édition parue en 1891).

Le plan en fut élaboré pour la première fois en 1873 ; mais la classification décimale n'a été adoptée, comme classification conventionnelle internationale chiffrée, que par les Conférences internationales réunies à Bruxelles en 1895 et 1897, à l'initiative de l'*Institut international de Bibliographie* de Bruxelles.

« Elle est destinée à servir de base au répertoire bibliographique universel par matières, et à créer un lien entre les travaux bibliographiques particuliers qui peuvent, s'ils se conforment à cette classification, être considérés comme des contributions à la Bibliographie universelle. »

Cette classification embrasse l'ensemble des connaissances humaines et considère chaque science en particulier comme faisant partie intégrante d'un tout; elle revêt un caractère nettement encyclopédique. Elle comprend *dix* classes principales (1) et repose sur ce principe qu'à chaque division ou chaque sujet est attribué un chiffre ou un nombre toujours identique et qui le représente.

La classification décimale présente l'avantage de combiner celui du classement méthodique et du classement alphabétique, tout en obviant à leurs inconvénients.

En effet, les répertoires par matières ont pour base un classement méthodique ou alphabétique : méthodique, quand les indices de classement sont groupés par sections, divisions, etc.; alphabétique quand les rubriques se succèdent dans leur ordre alphabétique. Le classement méthodique ne permet pas de retrouver rapidement la rubrique, quand les divisions sont étendues : il faut pour cela qu'une table de la table méthodique renseigne sur la place de la rubrique. Un classement alphabétique a l'inconvénient de séparer des matières connexes et de placer à des divisions différentes des idées identiques à cause de la synonymie des expressions. Devra-t-on chercher, par exemple, au mot « Tuberculose », au mot « Bacillose », au mot « Phtisie » ou au mot « Phymatose » ? Aura-t-on l'idée de regarder aux mots « S iliaque, S romanum, Anse oméga », ou « Flexure sigmoïde » ?

Et, quand il s'agit de langues étrangères ! Si l'on veut la bibliographie complète des « tumeurs du rein », où faudra-t-il chercher ? On devra regarder au mot « Rein », puis au mot « Kidney », puis au mot « Niere », etc.

Le classification décimale répartit les matières en classes, dont la place respective est marquée par des chiffres ou des nombres classificateurs. Ces nombres représentent

(1) En réalité plus de *dix*, avec les annexes.

des idées parfois très complexes; ainsi, dans tous les pays du monde le groupement 618.14.633.88.171 voudra toujours dire « Traitement des fibromes de l'utérus par l'hystérectomie abdominale totale ».

« Les nombres classificateurs deviennent les équivalents des mots souches; ils substituent un ordre numérique à l'ordre alphabétique des mots souches ». En outre, la concision même du nombre classificateur permet toujours de l'inscrire en tête du titre de chaque travail. Sur une fiche de subdivision où la place est restreinte, au cas où l'on a un titre trop long, on peut se dispenser à la rigueur d'écrire le titre si on le traduit exactement par l'index qui lui convient. Si l'on ne peut pas, par exemple, écrire : «Du traitement de la scrofule de l'enfance par l'huile de foie de morue », on aura l'équivalent par le groupement indexateur : 618.19.6.996.85.34.

La Classification décimale est divisible à l'infini. Ainsi, à l'*Institut intern. de Bibliographie scientifique de Paris*, on pousse l'indexation jusqu'à plus de 22 chiffres. On ne peut pas modifier l'ordre adopté. Si un chiffre représente une idée, il est impossible de lui donner une autre affectation; mais, à mesure que les sujets donnent lieu à de nouvelles divisions, on peut leur assigner des nombres classificateurs propres, formés par subdivision décimale des nombres classificateurs primitifs, obtenus par subdivision décimale des nombres existant déjà, ces nouvelles divisions ne pouvant donner lieu à aucune confusion. Cette classification est donc loin d'être fermée; on peut la pousser jusqu'à des limites extrêmes, car, si l'on ne peut rien déplacer ou retrancher, on peut toujours ajouter.

Si, par exemple 616.991 est affecté au « Rhumatisme » et à la « Goutte », on ne pourra pas placer ces maladies ailleurs qu'à ce nombre ; mais on pourra faire entrer par subdivisions toutes les maladies dystrophiques à 616.691. Et nous pourrons indexer « l'Arthritisme » à 616.991.1, « l'Obésité » à 616.991.7, etc.

La classification décimale, nous l'avons dit, divise l'ensemble des connaissances humaines en 10 parties, numérotées de 0 à 9. Chaque branche est elle-même subdivisée en 10 classes, également numérotées de 0 à 9, et cela à l'infini ; de telle sorte qu'une subdivision est représentée par un groupement de chiffres, dont le nombre augmente suivant qu'il s'agit d'une subdivision plus ou moins limitée.

Voici comment est établie la 1re division :

        0 Ouvrages généraux.
        1 Philosophie.
        2 Religion.
        3 Sociologie.
        4 Philologie.
        5 Sciences pures.
        6 Sciences appliquées.
        7 Beaux-Arts.
        8 Littérature.
        9 Histoire.

Prenons comme type la subdivion 6, qui caractérise les Sciences appliquées. Les Sciences appliquées comprennent la Médecine, l'Art de l'Ingénieur, l'Industrie, etc.; branches auxquelles sont affectés des chiffres de subdivision.

La « Médecine » a pour indice 1 ; donc «Médecine » = 61 ;
ce qui se traduira par :

> 1ᵉʳ branchement : 6, Sciences appliquées.
> 2ᵐᵉ classe : 1, Médecine.

La division 61 se divise en 10 parties ; la 2ᵉ partie représente la Physiologie ; donc, si l'on veut l'indexation de la Physiologie, on écrira :

612 {
> 1ᵉʳ branchement : 6, Sciences médicales.
> 2ᵐᵉ classe : 1, Médecine.
> 2ᵐᵉ ordre : 2, Physiologie.

« La classification décimale n'est donc qu'un immense tableau synoptique du savoir humain, réparti en 10 embranchements, tableau dans lequel on a pris soin de ne jamais diviser chaque embranchement, chaque classe, chaque ordre en plus de 10 parties, de manière à pouvoir attribuer à chacun d'eux, quel que soit le degré de la division, un des dix symboles de la numération arabe ».

On conçoit facilement que tout titre d'ouvrage, tout article de périodique est représenté par un numéro invariable. « Sa notice bibliographique est classée sûrement, rapidement et mécaniquement à sa vraie place » ; et cela surtout quand il s'agit des sciences, et en particulier de la Médecine, où chaque mot représente une idée nettement définie. Aussi la classification décimale est-elle non seulement d'une pratique facile, mais aussi absolument nécessaire. Elle est le système de choix (nous le répétons, surtout en Médecine) et le plus aisément applicable soit aux Catalogues des bibliothèques médicales ou des Bibliographies médicales méthodiques particulières, soit

aux Tables idéologiques de matières d'ouvrages médicaux.
soit au classement de matériaux quelconques : Musées,
Expositions, Clichés typographiques, etc.

L'Institut de Paris a appliqué le système décimal au
classement du Musée de Médecine opératoire de la Faculté
de Paris. En outre, il possède une collection de Clichés
typographiques et de Clichés diapositifs, pour projections,
classés idéologiquement de cette façon ; le catalogue de
sa Bibliothèque particulière est aussi classé d'après la
classification de Dewey.

On voit bien, de ce fait même, les innombrables applications du système décimal ; d'ailleurs, nous citons à l'appui
une anecdote intéressante.

D'après M. Marcel Baudouin (Conférence à l'Institut de
Bibliographie de Paris, 1899), la paternité du système
décimal ne saurait être attribuée à Dewey *seul*. Un capitaine français du commencement du siècle avait pour habitude de désigner ses hommes par des numéros. Pour lui, il
existait, au point de vue militaire, un nombre de qualités
physiques et de qualités psychiques qu'il répartissait
en 10 classes : l'intelligence, par exemple, était représentée par 5; l'esprit de discipline, l'obéissance pas-
sive par 1; la vigueur physique par 3; la bravoure, le
sang-froid par 4, etc. Connaissant ses soldats, il les divi-
sait en 10 classes selon leurs aptitudes, chaque classe avait
10 subdivisions ; par exemple la division 3 de la classe 5
était affectée à l'initiative, de sorte que si le capitaine
avait besoin d'un homme habile, « d'un débrouillard »,
pour un service de reconnaissance dangereux, il puisait à

la classe 53 ; celui qui avait au summum les qualités de la classe 53 avait le numéro 1 : donc pour une mission difficile, le capitaine appelait le 531. Voulait-il un homme solide au feu ? C'est à la classe 4 qu'il s'adressait. Etait-il nécessaire d'explorer un lieu escarpé, peu accessible? Il y envoyait le numéro 321, 1 représentant celui qui avait au plus haut point la qualité de la division, 2 (agilité) par exemple, de la classe 3 (vigueur physique).

Toutefois M. Baudouin, comme nous-même, fait de très grandes réserves sur l'authenticité de cette histoire, n'ayant pas pu en retrouver la source.

Les divisions médicales adoptées par Dewey sont généralement assez rationnelles ; mais parfois elles sont très vagues et semblent dénoter, de la part de leur auteur, une certaine ignorance de la médecine.

Il faut dire, il est vrai, que Dewey est encyclopédiste et que le détail de chaque branche de la Science en particulier peut lui être étranger. Nous pensons qu'il eût été préférable que Dewey laissât, dans chaque science, les spécialistes faire les divisions, mais en se conformant toutefois au système strictement décimal, d'après le canevas dressé au préalable par Dewey.

Voici les 10 grandes divisions de la Médecine :

61 Sciences médicales.

    0 Généralités.

    1 Anatomie, Histologie.

    2 Physiologie.

    3 Hygiène privée.

4 Hygiène publique.

5 Matière médicale et Thérapeutique.

6 Pathologie interne.

7 Pathologie externe et Médecine opératoire.

8 Gynécologie, Obstétrique et Pédiatrie.

9 Médecine vétérinaire.

Les subdivisions de 611, par exemple, sont : 1 appareil circulatoire ; 2 appareil respiratoire ; 3 appareil digestif ; 4 système glandulaire et lymphatique ; 5.......; 6 appareil génito-urinaire ; 7 appareil moteur et tégumentaire ; 8 système nerveux ; 9 anatomie topographique.

Toutes les fois qu'il est possible, l'ordre de ces divisions anatomiques se retrouve aux divisions de toutes les autres branches médicales : la physiologie de la respiration sera représentée par 612.2; les maladies nerveuses, par 616.8 ; les maladies chirurgicales du système moteur, par 617.47 ; la chirurgie de l'abdomen, par 617.55 (le second 5 étant la 5ᵉ division de 611.9, anatomie topographique).

Il existe pour chaque partie de la Médecine un certain nombre de subdivisions communes. L'Obstétrique, comme la Physiologie, peut donner lieu à des subdivisions par formes de publication, par époques, par pays, par langues, etc. C'est ce qu'on est convenu d'appeler les Généralités de chaque branche.

Mais, indépendamment de ces généralités communes, il est des généralités inhérentes à chaque branche auxquelles on a donné l'indice 0, ce zéro étant subdivisible en dix parties comme un autre chiffre (Généralités, classement méthodique).

Les subdivisions communes sont formées, comme les nombres principaux, à l'aide de chiffres ; mais, afin d'éviter toute confusion entre les chiffres d'un nombre principal et ceux de la subdivision commune qui vient s'y ajouter, cette subdivision commune est précédée d'un symbole caractéristique.

1°) Symbole de forme (0), (0) étant divisible comme un autre chiffre.

2°)   Id.   de lieu (1), subdivision géologique inusitée en médecine ;

      Id.   id.   (2), subdivision de géographie physique inusitée en médecine ;

      Id.   id.   (3 à 9), subdivision de géographie politique ;

3°)   Id.   de temps «   »

4°)   Id.   de langue =, le signe = étant suivi de la division correspondante de la Philologie ;

5°)   Id.   de relation (Deux-Points) :

6°)   Id.   de subdivisions par noms propres, par lettres alphabétiques, de A à Z, ou bien exprimées par le nom écrit en toutes lettres.

Par exemple :

« Traité de pathologie interne » sera indexé 616 (02).

Si l'on veut classer un certain nombre de documents par pays, « de l'Otologie », par exemple, et si on a à placer un ouvrage français, on indexera 617.8(02)(44).

S'il faut classer des fiches concernant l'Hygiène publique par langues, à supposer que ce soit des travaux italiens sur « l'Inspection des denrées alimentaires » qu'il s'agisse d'indexer, ce sera 614.35 = 5.

Voulez-vous traduire l'idée suivante : « Ouvrage d'Obstétrique au xvıı^e siècle » ; ce sera 618.2(09) « 1600 ».

Supposons que nous ayons, dans une revue médicale, la description du tableau de Gérard Dow (La femme hydropique). Voici comment on indexera : 616.38.9 : 75. Ce qui signifiera : « Ascite dans ses rapports avec les Beaux-Arts (peinture) ».

Enfin, si l'on veut désigner, parmi les périodiques, une revue spéciale, la « Semaine médicale » par exemple, on peut indexer ainsi : 61 (05) S. M., ou bien 61 (05) (Semaine médicale) : ce qui individualise, parmi les revues de médecine, la revue particulière : « Semaine médicale ».

Le 0 sans parenthèses est l'index du classement méthodique des Généralités propres à chaque sujet. Ainsi, par exemple, l'anatomie pathologique, en pathologie interne, sera indexée à 616.**01** ; en pathologie externe, ce sera 617.**01**.

« L'usage des rayons X appliqués au diagnostic chirurgical », ou 617.**072**, sera, au diagnostic obstétrical : 618.2.**072** ; au diagnostic des maladies du poumon en général : 616.24.**072**.

En ce qui concerne l'étude des subdivisions des dernières divisions médicales de Dewey, nous ne saurions mieux faire que de renvoyer à l'article de M. Marcel

Baudouin (*La Classification décimale et les Sciences médi-cales, Revue Scientifique*, Paris, 1896, mai, 30, p. 681-686).

Ces divisions ont été extrêmement poussées ; on indexe à l'Institut de Paris jusqu'à plus de 20 chiffres. Soit, par exemple, à indexer : « Valeur diagnostique de la tubercu-line de Koch dans les affections gynécologiques », on aura comme groupement numérique :

615.37.06995.3 (092 Ko) 06.070.81

Mais, nous le répétons, le mieux est de lire, à ce sujet, ce qu'a publié M. Baudouin, dès 1896. On y trouvera l'explica-tion de la technique décimale pure et de différents procédés de subdivision.

M. Baudouin fait un excellent usage du *point* : ce qui permet de nettement définir et de grouper chaque idée dans une série de chiffres.

Par exemple 617.5537.646 signifie « Cancer du rectum ».

En effet, 617 ━ Chirurgie (groupement générique patho-logique).

5537 ━ Rectum (groupement anatomique).

646 ━ Cancer (groupement pathologique parti-culier).

De cette façon, chaque terme étant nettement séparé, il s'ensuit que le sens dévolu à ce terme saute aux yeux : ce qui n'arriverait pas si on écrivait :

617.5.5.3.7.6.4.6

ou encore 6175537646, ou autrement, étant donné que les chiffres n'ont de sens qu'autant qu'ils sont groupés et séparés dans un ordre défini.

Récemment, afin d'éviter toute confusion, on a adopté le dispositif suivant pour les indexations combinées ; on n'écrit plus :

618.11.817.7 [638]

pour signifier « Ovariotomie pour kyste de l'ovaire », mais :

618.11.817.7 [=. 638]

Le signe — correspond à un groupement numérique de même signification que ceux qui se trouvent dans le premier terme de l'indexation. Ici 618 signifie Gynécologie ; 11, ovaire : il y a donc deux groupements. Comme dans l'indexation 618.11.817.7, le dernier chiffre 7 signifie «indications de l'ovariotomie », si c'est d'un kyste de l'ovaire qu'il s'agit, il sera inutile de répéter 618.11 ; et il suffira de mettre entre crochets [ ] autant de fois le signe — qu'il y aura de groupements. Ici il y en a deux : c'est donc ce qui explique l'index combiné [=. 638].

L'indexation combinée présente l'avantage d'être réversible ; en effet, on pourra écrire aussi bien :

618.11.817.7 [638]=. « Ovariotomie pour kyste de l'ovaire »,
que 618.11.638.8.817, « kyste de l'ovaire traité par l'ovariotomie ».

Cette réversibilité est d'un usage fréquent et nécessaire en bibliographie. Un gynécologue aura ainsi autant de chances de trouver un document qui l'intéresse au même titre qu'un hydrologiste. Par exemple, le chirurgien cherchera un travail sur le « traitement hydrologique des fibromes de l'utérus » à 618.14.633.8579, tandis que le thérapeute ira le chercher à 615.79.7[618.14.633](Hydrologie ; indications ; fibromes de l'utérus).—Un traité de médecine interne s'indexera à 616 (02) ; mais il faudra aussi qu'il ait sa place à la division « Médecine » des « Traités en général. » Alors on n'écrira plus 616 (02) (Pathologie interne ; traité), mais (02) : 616 ; ce qui signifiera « Traités en général, dans leurs rapports avec la pathologie interne ».

On voit, du fait même de la réversibilité, le caractère nettement encyclopédique de la classification décimale, et les avantages qu'elle offre par la simplicité de son mécanisme.

En ce qui concerne les divisions pathologiques nouvelles ou les subdivisions anatomiques, ajoutées à celles de Dewey et qui sont l'œuvre de Marcel Baudouin, nous ne saurions mieux faire que d'en expliquer le mécanisme, d'après les déclarations écrites et orales de l'auteur lui même.

« Il m'a fallu distinguer d'abord dans certains groupes trop compréhensifs, trop vastes, d'organes, les différentes parties qui les constituent. J'ai donc dû, en premier lieu, procéder à des *subdivisions d'ordre anatomique*, qu'il faudra reproduire en anatomie pure (611), si l'on veut aider la mémoire, alors que je n'avais pas à diviser le groupe 611 lui-même ; mais il m'a été impossible de résoudre autrement les problèmes qui se posaient devant moi. C'est ainsi, par exemple, que 617.55 (chirurgie abdominale), dernière subdivision de Dewey, a dû être immédiatement décomposé de la façon suivante :

> 617.55 *Chirurgie abdominale.*

1. Paroi abdominale.
2. Péritoine et cavité abdominale.
3. Tube digestif abdominal.

4. Mésentère. Mésocôlon. Épiploon.
5. Foie.
6. Pancréas.
7. Rate.
8. Appareil génito-urinaire (homme) et urinaire (femme). [Pour la femme, appareil génital, voir 618.1].
9. Autres organes de l'abdomen.

Et même d'autres subdivisions, toujours d'ordre anatomique, ont encore été nécessaires pour certains groupes ; entre autres 617.553 et 617.558. A titre d'exemple, les voici en partie :

617.553 *Tube digestif abdominal.*

1. Estomac.
2. Intestin.
3. Région iléo-cæcale.

4 Gros intestin.
5...
6...

617.558 *Appareil urinaire des deux sexes et génital mâle.*

1. Rein et uretère.
2. Vessie.
3. Troubles urinaires d'ordre chirurgical.
4. Urètre.
5. Prostate.
6...

Autre type pour la Pathologie interne (616.12) :

616.12. *Cœur* (Médecine).

1. Affections du cœur proprement dit.
2.   —   — gauche.
3.   —   — droit.
4.   — des ventricules en général.
5.   — des oreillettes.
6. Endocarde.
7. Myocarde.
8. Troubles fonctionnels du cœur dans son ensemble.
9. Autres parties du cœur envisagé dans son ensemble (vaisseaux, nerfs, etc.).

Les organes étant ainsi subdivisés autant qu'il était nécessaire, je suis passé aux affections qu'ils présentent. A partir de là, j'étais tout à fait dans mon domaine, et j'ai conscience d'avoir obtenu des résultats plus satisfaisants encore.

Les *maladies de chaque organe* étant toujours les mêmes ou à peu près, j'ai pu établir un ensemble de subdivisions s'adaptant à presque tous les organes de l'économie.

C'est ainsi que, pour les maladies chirurgicales d'un organe quelconque, le 1 est toujours consacré aux *traumatismes*; le 2, aux *infections* chirurgicales ; le 3, aux *anomalies* d'ordre chirurgical ; le 4, aux *fistules*; le 6, aux *tumeurs* ; le 7, presque toujours aux affections d'une partie spéciale de cet organe ou des tissus qui l'avoisinent ; et le 8, à la *chirurgie* ou *médecine opératoire* de cet organe lui-même ; le 9 étant toujours réservé pour les autres affections et celles qu'on pourra observer dans l'avenir.

Pour les maladies médicales, mêmes subdivisions, *mutatis mutandis*. Ici, le 1 a trait aux *anomalies*, le 2 toujours aux *infections*, le 8 aux *troubles fonctionnels* de l'organe, etc., etc.

De la sorte, la mémoire est soulagée dans une mesure considérable. »

D'ailleurs, ces chiffres n'ont pas été choisis au hasard. Ainsi, on a pris le chiffre 1 pour les *traumatismes* en particulier, parce que Dewey l'a utilisé pour les traumatismes en général (617.1) ; le 2 pour les *infections*, parce qu'il a désigné par 617.2 les complications des plaies ; le chiffre 8 pour la *chirurgie*, parce qu'il s'en est servi en chirurgie pour les opérations obstétricales (618.8), etc.

Mêmes procédés pour les subdivisions de ces nouvelles désignations.

Les *tumeurs en particulier* sont toujours divisées de la même façon que les tumeurs en général, et là encore nous avons tenu compte des indications fournies par le bibliothécaire américain, représentant toujours par [62] les tumeurs d'un organe en général, par [63] les tumeurs malignes, et par [64] les tumeurs bénignes (on sait qu'aux généralités de la pathologie interne, ces affections sont en effet représentées par les chiffres 616.992, 616.993, 616.994). Si bien qu'un nombre classificateur représentant une tumeur maligne comprend toujours le chiffre [64].

De même pour les *traumatismes*. Les corps étrangers sont toujours représentés par [11], les ruptures par [12], les contusions par [13], les plaies par [14], etc.

Pour les *infections*, encore le même système : [25] s'applique toujours à la Tuberculose, [26] à la Syphilis, [27] à l'Actinomycose, [28] aux affections hydatiques, etc., etc.

Les deux tableaux ci-joints donnent une idée d'ensemble très exacte de ces subdivisions d'ordre général.

Organes.

(AFFECTIONS CHIRURGICALES ET GYNÉCOLOGIQUES).

617 et 618.1...

(0) Généralités (classement par indice de forme).
(01) Théories sur l'*ensemble* de ces affections....
(02) Traités généraux des affections de cet organe.
(09) Histoire de ces affections.

0. Généralités (classement méthodique). [A subdiviser comme une affection ordinaire].

1. Traumatismes.
1. Corps étrangers ou Brûlures.
2. Déchirures. Ruptures.
3. Contusions.
4. Plaies [Subdivisions ordinaires] [Voir 617.14].
5. Fractures (id.).
6. Dislocations. Luxations.
7. Entorses.
8.
9.

2. Infections.
[617.2=2]
0. En général.
1. Ordinaire. Typique. Aiguë.
2. Chronique.
3. Abcès.
4. Gangrène. Nécrose.
5. Tuberculose.
6. Syphilis.
7. Actinomycose.
8. Hydatique.
9. Autres infections

3. Anomalies.

4. Fistules.

5. Lithiase. Corps étrangers organiques.

6. Tumeurs.
[616.992=6.]
2. En général.
3. Bénignes.   [Voir
4. Malignes.   616.992,
5. Anévrysmes.   ...3,4.]

7. Affections d'une partie de l'organe ou d'un organe voisin.

8. Chirurgie.
[617.08=8].

0. Généralités.
1. Injections. Tamponnements. Dilatation, etc.: Petite chirurgie.
2. Exploration. Ponction.
3. Élongation. Curetage.
4. Ligature. Thripsie. Clasies.
5. Taille, ouverture, section (*tomie*).
6. Bouche, anus, ou méat artificiel (*stomie*).
7. Ablation totale ou partielle (*ectomie*).
8. Soudure. Suture. Anastomose. Pexie.
9. Autres opérations.

9. Autres affections de l'organe.
   Rétrécissement. Atrophie. Obstruction. Dilatation, etc.

Organes.

AFFECTIONS D'ORDRE MÉDICAL.

616...

] (0). Généralités (Classement par indice de forme).
   (01) Théories sur l'ensemble des affections de cet organe.
   [A subdiviser].

   (02) Traités.
   (09) Histoire.
0. Généralités (Classement méthodique).
1. Anómalies en général.

2. Infections. . . . . . . { 1 2 3 4 5 6 7 8 9   [Voir 617.2=.2].

3. Adhérence. Symphyse.
4. Sclérose.
5. Lithiase. Thrombose. Embolie.
6. Dégénérescence.
7. Affection d'une partie de l'organe ou des organes voisins.
8. Troubles fonctionnels.
9. Autres affections de l'organe.
   Rétrécissement. Changements de dimension des organes.
   Hypertrophie. Épanchement de liquides non inflamma-
   toires (Hydro...) etc.

Toute *affection*, médicale ou chirurgicale, considérée
à part, par exemple la «Fièvre Typhoïde», peut être subdivisée toujours de la même façon, en dix parties, en
ayant soin de laisser presque toujours la dixième libre,
car il faut réserver l'avenir, la Science étant dans un
perpétuel devenir. De même, pour un ensemble de maladies, par exemple les maladies de la peau ou Dermatologie.

La première subdivision est toujours réservée aux généralités, aux traités d'ensemble, etc. Elle est représentée
par un zéro entre parenthèses, suivi d'un chiffre de subd i_
vision, si celle-ci est nécessaire ; sinon on supprime le
zéro, comme d'ordinaire. La seconde, portant le numéro 1,
est consacrée à l'anatomie, la physiologie et l'histologie
pathologiques de l'affection ; et la huitième, représentée
par le chiffre 7, au diagnostic, car, dans la classification
Dewey, c'est ce chiffre qu'on attribue généralement à cette
partie de la pathologie interne, etc., etc.

Le tableau ci-dessous indique d'ailleurs de quelle façon ces subdivisions ont été effectuées. On remarquera

de plus, que ce qui a trait aux *symptômes* et aux *compli-cations* est également toujours divisé de la même ma-nière. Pour les complications, M. Baudouin a adopté la division anatomique, qui facilite beaucoup l'indexation.

Médecine en général.

ÉTUDE D'UNE AFFECTION QUELCONQUE OU D'UN ENSEMBLE D'AFFECTIONS.

(0). Généralités (Classement par indice de forme).
    (01) Théories ; Classification.
    (02) Traités.
  0. Généralités (Classement méthodique).
  1. Anatomie. Histologie. Physiologie pathologiques.
  2. Étiologie. Pathogénie. Bactériologie.

3. Symptomatologie ou Évolution clinique.
  1. Incubation.
  2. Début.
  3. État.
  4.
  5.
  6. Marche.
  7. Durée.
  8. Terminaison.
  9.

4. Complications en général.
  1. Appareil circulatoire.
  2. — respiratoire.
  3. — digestif ....
      1. Bouche.
      2. Pharynx et œsophage.
      3. Estomac.
      4. Intestin.
      5. Rectum, anus.
      6. Foie.
      7. Pancréas.
      8. Péritoine.
  4. — lymphatique.
  5. ....
  6. — génito-urin.
  7. Organes locomoteurs et peau.
  8. Système nerveux.
  9. Autres complications.

5. Formes : Enfants. Vieillards; etc.
6. Pronostic.
7. Diagnostic.
8. Traitement.
9. [Réservé].

On applique facilement ces données à un *ensemble de maladies*. Ainsi, supposons qu'on ait à diviser de cette façon la Dermatologie tout entière, on obtiendra en faisant porter la subdivision sur 616.50, ce qui montre bien qu'il s'agit de Généralités (classement méthodique):

Maladies de la Peau en général.

616.50.1. Anatomie, histologie et physiologie pathologiques.
     2. Étiologie.
     3. Clinique (Séméiologie de la Peau).
     4. Complications.
     5. Formes.
     6. Pronostic.
     7. Diagnostic.
     8. Traitement.
     9. [Réservé].

La *Médecine opératoire*, ou Chirurgie, d'un organe est constituée par un groupe d'opérations qui sont presque toujours les mêmes, quelle que soit la région considérée.

On a, en conséquence, dressé le tableau d'ensemble ci-dessous, qui facilite beaucoup l'indexation. Chacun de ces chiffres de subdivision est forcément toujours précédé du chiffre 8, qui représente la Médecine opératoire en général d'un organe quel qu'il soit.

Médecine opératoire de chaque organe.

0. Généralités.

1. Petites opérations. { Dilatation. Drainage. Redressement. Injections, etc. Petite chirurgie.

2. Exploration en général :
   Ponction. Paracentèse. Acupuncture [Voir 615.814].

3. Exploration spéciale : Cathétérisme. Laparotomie exploratrice. Curetage explorateur et curatif.

4. Ligature des vaisseaux. Thripsie. Clasie. Transfusion. Réfection artificielle de l'organe ou de l'une de ses parties.

5. Ouverture et fermeture d'un organe : Mots terminés en *tomie* (τέμνω, couper) : taille, etc.

6. Ouverture artificielle destinée à demeurer permanente : Mots en *stomie* (στόμα, bouche) : anus, bouche, méat.

7. Ablation ; excision ; résection : Mots en *ectomie*.

8. Pexies (fixations artificielles). Plasties. Greffes et anastomoses d'un organe à un autre.

9. Autres opérations.
   [Même analogie dans les subdivisions].

Enfin, les *Subdivisions* d'une opération quelconque sont toujours les mêmes. Il a dès lors été très commode de procéder ici comme pour l'étude des maladies. On a adopté un type général qui répond à tous les besoins. On divise le *manuel opératoire*, en particulier, suivant chaque opération bien entendu. Voici le schéma de ces subdivisions spéciales.

Médecine opératoire ou Chirurgie.
OPÉRATIONS =.8.

(0). Généralités (Classement par indice de forme).
  (01) Classification, etc.
  (02) Traités généraux.

(09) **Histoire de l'opération.**

0. Généralités (Classement méthodique).
1. Données anatomiques (Régions diverses où l'opération a été faite : Ordre anatomique).
2. Expérimentation sur le cadavre et sur l'animal à propos de l'opération (Recherches cadavériques et expérimentales).

3. Manuel opératoire (Technique des différents procédés).
    - 1.
    - 2.
    - 3.
    - 4.
    - 5.
    - 6.
    - 7.
    - 8.
    - 9.

4. Cas divers. Statistiques générales.

5. Résultats opératoires primitifs.
    - 1. Mortalité générale. Gravité générale.
    - 2.
    - 3.
    - 4.
    - 5. Mortalité par maladies l'indiquant.
    - 6.

6. Suites et complications.
    - 1. Accidents opératoires.
    - 2. Soins post-opératoires.
    - 3. Accidents immédiats.
    - 4. Accidents éloignés post-opératoires.
    - 5.

7. *Indications* diverses de l'opération (Affections pour lesquelles on la pratique).
    [Classées par Maladies déjà indexées] (Index combinés).

8. Résultats thérapeutiques définitifs.
    - 1. En général... 2... 3... 4...
    - 5. Par Maladies (Index combinés).
    - 6.

9.

⁎⁎

Telles sont les grandes lignes du travail de subdivision auquel M. Baudouin s'est consacré, à peu près exclusivement depuis 5 ans, ayant pour base d'opérations un matériel de plus d'un million de fiches, déjà classées par d'autres procédés. Il n'ignore pas les imperfections inhérentes à de telles entreprises; mais il faut bien, en bibliographie, prendre, à un moment donné, une détermination *ne varietur;* et c'est ce qu'il a fait, en publiant cette classification, remaniée bien des fois.

⁎⁎

En somme, c'est, à notre sens, la Classification Décimale qui offre le plus d'intérêt, et qui est le système le plus facile pour le classement de la Médecine.

Evidemment, il y a des inconvénients, ici comme ailleurs. Dewey n'a pas toujours laissé de place pour classer des choses primordiales, ou il en a parfois laissé, mais d'une manière intempestive. Disons aussi que c'est avec parcimonie qu'il en laisse et que, très souvent, il vous lie les bras. Sa classification n'est pas toujours très logique ; elle pourrait quelquefois mieux suivre le système philosophique.

En tout cas, elle est aisée à comprendre, même de ceux qui n'ont pas de connaissances bibliographiques étendues. Le seul reproche sérieux qu'on puisse lui faire, est de créer, dans certains cas, des sous-classes ou des sections absolument contraires aux données scientifiques, tandis qu'on est obligé, d'autre part, pour ne pas avoir une division de trop, de confondre dans une même section des ouvrages qui normalement devraient être séparés.

Cutter, avec un grand nombre de bibliothécaires, fait remarquer que c'est une erreur de donner la même ampleur et le même nombre de subdivisions à toutes les classes de système. C'est possible quand il s'agit du classement des livres d'une bibliothèque. Il est évident qu'il y a un nombre considérable de travaux sur la « Tuberculose pulmonaire », et qu'il en est relativement peu sur la « Maladie d'Addison ». Mais cela n'a aucune importance, quand il s'agit d'un classement de fiches bibliographiques. Si, dans une bibliothèque, on est obligé de tenir compte du nombre de livres, du format de ces livres, de la disposition des locaux, etc., il n'en est plus de même quand il s'agit de fiches, qui ont une dimension uniforme et qui nécessitent peu de place.

En somme, c'est un système bibliographique excellent pour la Médecine que celui de Dewey. S'il a quelques défauts, il en a encore moins que les autres, et, puisque par définition, il ne peut exister de système bibliographique parfait, nous croyons utile de nous rallier à celui de Dewey, qui indubitablement est le moins défectueux de tous.

*
* *

Parmi les autres systèmes bibliographiques, nous ne citerons que pour mémoire ceux de Schwartz, de Perkins, et de Cutter.

Mais ces systèmes, sous prétexte d'améliorer celui de Dewey, augmentent encore plus les difficultés. Ils compliquent les choses, en voulant les simplifier; ils ont pour but d'aider la mémoire, et au contraire ils la surchargent ; ils témoignent plus d'un esprit inventif qu'ils ne relèvent d'une méthode réellement scientifique. On y constate de nombreuses inconséquences, et leurs auteurs ne paraissent pas avoir cherché à faire prévaloir avant tout la logique dans la succession des classes, en adoptant pour leur répartition un ordre rigoureux.

Schwartz divise les connaissances humaines en trois grandes classes : Histoire, Littérature, Sciences, et subdivise chacune de ces classes en 7 divisions. A chacune de ces divisions est affectée une lettre de l'alphabet, lettre majuscule de A à W ; chacune de ces lettres, à l'exception du K, qui désigne les langues, correspond à la lettre initiale de la classe qu'elle représente : par exemple M = Médecine. Chaque sous-classe est ensuite divisée en 9 sections par des lettres, représentant les lettres initiales des subdivisions. On obtient ainsi 6.500 divisions.

E. Beecker Perkins a proposé, tout en conservant les grandes divisions de Dewey, de donner à chacune d'elles un nombre de divisions illimitées.

Le système de Cutter est différent. L'auteur le nomme : *Expansive classification*. Il doit comprendre une série de sept classifications progressives ; la première est la plus rudimentaire, la septième, la plus complète; selon la quantité de documents à classer, on se sert des classifications plus ou moins détaillées, et comme elles s'enchaînent les unes aux autres d'une façon logique, à mesure que les collections se développent, on peut passer sans transition sensible d'une classification primitivement adoptée à celles qui lui sont supérieures.

Le système de Cutter peut être considéré comme occupant une place intermédiaire entre le système de Dewey et celui de Schwartz. Cutter remplace dans chaque sous-classe les neuf sections de Dewey, par les vingt-six lettres de l'alphabet, afin d'obtenir un grand nombre de subdivisions.

La lettre Q est affectée à la Médecine ; la Chirurgie a pour indice la lettre G ; K représente la subdivision *Abdomen* : donc, si l'on a à classer des ouvrages sur la « Chirurgie abdominale», il faudra les indiquer : Q G K.

Disons tout de suite que, malgré notre désir de ne pas apporter de sévérité dans nos appréciations, nous ne connaissons pas de classification médicale moins rationnelle que celle de Cutter. Sous le prétexte de ne pas tomber dans le défaut de Dewey, qui, d'après Cutter, synthétise trop, Cutter est par trop analytique, et, à force de vouloir diviser, il arrive à séparer des choses qui doivent être laissées ensemble. Son système devient, *ipso facto*, d'un illogisme absolu ; on ne peut concevoir pourquoi tel indice appartient à telle branche plutôt qu'à telle autre. C'est un véritable chaos ; ceux qui disent comprendre doivent y mettre du bon vouloir. Ce système n'étant pas étayé sur des bases logiques, il est presque impossible d'indexer de mémoire : ce qui est extrêmement facile avec la classification de Dewey.

Perkins, avec la collaboration de Schwartz, et un peu plus

tard, B. Pickmann Mann, ont publié des systèmes analogues à celui de Dewey.

Ces systèmes sont basés sur les divisions par douze : ce sont des *Classifications duodécimales*. Comme elles n'ont reçu aucune application médicale, nous les passons sous silence.

CHAPITRE III.

***

Etant donné un sujet, de la manière d'opérer les recherches bibliographiques. Conseils aux étudiants pour la Thèse de Doctorat en Médecine.

« Ce n'est pas un labeur inutile que de parcourir journaux, thèses, tables de matières, répertoires et mémoires de toutes sortes ; car, chemin faisant, trop souvent à l'aventure, on arrive enfin à fixer un point litigieux, à détruire sans retour une erreur accréditée. »

Tels sont les termes dans lesquels s'exprimait le regretté Pr Laboulbène, dans sa préface du livre de L. H. Petit (*Essais de Bibliographie médicale : Conseils aux étudiants sur les recherches bibliographiques...* Paris, Masson, 1887, in-8°).

Eh bien! on dirait que la plupart des étudiants, qui cependant, nous en sommes sûrs, n'ont jamais lu le livre de Petit, suivent en tous points, sans s'en douter, les paroles de Laboulbène. Ils arrivent à la fin de leurs études, ne sachant pas, pour la grande majorité, qu'il existe des Répertoires capables de leur indiquer la route à suivre. Nous avons vu souvent des camarades entreprendre un sujet de thèse et l'abandonner, faute de savoir en faire la bibliographie.

C'est assez facile à concevoir. On s'imagine assez généralement, dans le monde des étudiants en médecine, qu'en dehors du Catalogue de thèses de la Faculté et de l'ancienne *Revue des Sciences médicales*, il n'y a rien qui vaille. Or, il arrive fréquemment qu'une question nouvelle n'a pas été traitée dans une thèse, ou qu'aucun travail sur le sujet n'a été analysé dans la *Revue des Sciences médicales*. De deux choses l'une : ou, circonstance fréquente, l'étudiant abandonnera son sujet, ne sachant pas par où commencer et n'ayant aucun guide ; ou, chose bien rare, il aura assez de matériaux ou d'observations personnelles lui permettant de faire son travail. Mais à quelles déceptions, à quelles hérésies il s'expose, s'il apprend un jour, mais hélas trop tard, que d'autres ont fait sa découverte avant lui !

Il est une autre catégorie d'étudiants qui sont plus tenaces dans leurs recherches. Ils feuillettent les tables de matières des grandes revues. Ils trouvent çà et là quelques indications, et c'est bien ici qu'on peut dire avec Laboulbène que c'est « chemin faisant.., à l'aventure », qu'ils parviennent à trouver quelques renseignements.

D'autres, rebutés dès le début ou effrayés par l'entreprise de recherches fastidieuses dans les tables de matières des journaux, cherchent dans les dictionnaires, les traités, les ouvrages généraux, les indications fournies d'une façon plus ou moins exacte par les auteurs. Combien avons-nous entendu d'étudiants affirmer qu'ils avaient une bibliographie complète, parce qu'ils l'avaient trouvée dans un travail de tel auteur, et être bien surpris lorsque nous leur faisions voir, en quelques instants, la grosse erreur dans laquelle l'ignorance des Répertoires méthodiques les avaient plongés.

D'autres élèves, plus avisés, prennent leurs informations et apprennent l'existence des Répertoires bibliographiques mais le malheur, c'est que les meilleurs de ces répertoires sont publiés à l'étranger (sauf désormais la *Bibliographia Medica*).

Le candidat sait-il lire l'anglais, l'allemand ? Malheureusement non, le plus souvent. Comprendrait-il même les langues étrangères, il ne saurait peut-être pas toujours utiliser les Répertoires, car il faut une grande habitude et une étude relativement assez longue, pour arriver à savoir se servir de l'*Index Catalogue* ou de l'*Index Medicus*, par exemple.

*
* *

Eh bien non, ce n'est pas « à l'aventure » que l'on doit faire la bibliographie d'une question. Il est aussi fastidieux qu'inutile de perdre son temps à feuilleter des tables de matières de journaux. Il est bien évident que, s'il s'agit d'un point très particulier, on a de grandes chances de ne rien trouver ; si, au contraire, l'étendue du sujet est considérable, on rencontrera quelques indications, mais combien y en aura-t-il qui resteront inconnues !

Dans toute recherche bibliographique, quelle que soit la question qu'on traite, il faut adopter une méthode immuable, qui puisse être généralisée à tous les sujets ; ce n'est que pour des cas très spéciaux qu'il est permis, dans une certaine mesure, de se départir des règles imposées. Ce procédé doit toujours être invariable, et le hasard ne doit jamais présider aux recherches. Une indication bibliographique ne doit pas être considérée comme une trouvaille de bonne fortune, mais comme la suite naturelle d'un travail méthodique et sûrement mené. Il faut être à peu près certain que, si l'on n'a rien rencontré sur un sujet, quoique la question ne soit cependant pas complètement neuve, c'est qu'aucune publication importante n'en a été faite.

On peut parvenir alors, en un temps relativement court, à avoir une bibliographie à peu près complète, tandis qu'il faut des mois pour lire les tables de matières, plus ou moins bien faites, de tous les périodiques et des ouvrages. Encore n'est-on jamais certain d'avoir tout vu !

Il est assez curieux qu'une question aussi primordiale (nous voulons dire : la manière de rechercher ce qui a déjà été fait sur un sujet que l'on se propose de traiter) n'ait pas déjà été agitée. En effet, il n'existe aucun travail didactique sur la manière de faire la bibliographie d'une thèse ; et, cependant, il n'y a pas de médecin qui ne se soit trouvé dans un embarras sérieux au moment de publier ce travail.

Petit, dans son chapitre « La thèse de Doctorat » (In : *Essais de Bibliographie médicale. Conseils aux étudiants sur les recherches bibliographiques...* Paris, Masson, 1887, in-8°), montre plutôt comment on fait le plan d'une thèse que la façon de rechercher ce qui a déjà été écrit sur le sujet de thèse choisi. Ses idées sont des plus justes sur de nombreux points ; il envisage sagement la question et fait de judicieuses critiques. Mais, quant à montrer réellement comment il faut s'y prendre pour effectuer vite et aussi sûrement que possible une bibliographie de thèse, il ne le fait pas.

D'ailleurs, prenons un extrait de ce chapitre :

«Ceux qui ont pour peu l'habitude des recherches bibliographiques savent combien elles sont longues et difficiles, et il est bien rare qu'on les fasse sérieusement quand il s'agit d'une thèse. Le plus souvent elles aboutissent à des erreurs, ou bien elles sont fort incomplètes. Je m'explique. A notre époque, il n'existe pas encore de catalogue complet de toutes les publications médicales ; peu de recueils même ont une table générale des travaux originaux qu'ils renferment. Quiconque veut faire des recherches complètes sur un point donné, est donc obligé de parcourir une à une les tables annuelles des thèses, des journaux, en un mot, des publications périodiques. Souvent aussi, quand on fait ces recherches à la Faculté, le volume dont on a besoin est absent de la Bibliothèque.

Que résulte-t-il de toutes ces difficultés? La plupart de ceux qui sont partis avec l'intention d'aller jusqu'au bout, voyant bientôt le temps énorme qu'il leur faudrait consacrer à ce labeur, ne tardent pas à s'arrêter et à chercher un moyen plus simple d'en finir. Le moyen est bien vite trouvé.

Il existe en effet, çà et là, à la fin des articles de dictionnaires, à la fin de quelques thèses ou au commencement de revues générales faites sur le sujet, des bibliographies toutes prêtes à aider le chercheur en détresse. A quoi bon, se dit-on, refaire ce qu'un autre a déjà fait? Et alors on recopie tout ou partie de ces bibliographies ; on cite Hippocrate et Galien, Ambroise Paré et Fernel, Baglivi et Hoffmann, Sydenham et J.-P. Franck, etc., absolument comme si l'on s'était nourri, pendant six mois, des écrits textuels de ces grands hommes ; on ajoute l'indication bibliographique donnée par les devanciers, sans vérifier si elle est fausse ou exacte, et souvent la Bibliographie s'enrichit d'une erreur de plus.

Voilà ce qui arrive pour ceux qui sont remplis de bonnes réso-

lutions; à plus forte raison en est-il de même pour ceux qui pré-
parent leur thèse dans le seul but de se débarrasser d'une épreuve
qu'ils jugent sans valeur, parce qu'elle n'entraîne que très rarement
l'ajournement de l'élève ; ceux-là, veux-je dire, n'abordent même
pas la difficulté ; qu'ils en connaissent ou non l'existence, ils
trouvent préférable d'emblée de citer d'après n'importe qui, et c'est
ainsi que se perpétuent des erreurs et des lacunes dont on ne pourrait sans cela s'expliquer la transmission d'une génération à une
autre. »

Quoiqu'il en soit, les recueils bibliographiques, que nous
avons, sont sans doute incomplets ; mais ce n'est pas une
raison pour ne pas s'en servir, ou ne les consulter que
comme pis aller, après avoir fouillé les tables de journaux,
de thèses, etc.

Nous nous élevons avec Petit contre cette déplorable
habitude de copier les bibliographies qui sont à la fin
des thèses ou autres travaux généraux, bibliographies
presque toujours mal faites, non seulement insuffisantes
quant au nombre de renseignements, mais absolument
erronées, la plupart du temps, car elles donnent des indications incomplètes.

*
* *

En somme, comment, d'une façon générale, un étudiant
doit-il s'y prendre pour constituer la bibliographie de sa
thèse ?

Deux hypothèses sont à faire. Ou, c'est une question
qui lui est familière, parce qu'il la connaît depuis longtemps, parce qu'il l'a déjà travaillée ; ou, n'ayant aucune

idée arrêtée, n'ayant par lui-même rien observé, c'est un sujet quelconque qui lui a été donné.

Dans le premier cas, il est bien extraordinaire qu'il n'ait pas déjà connaissance des principaux travaux qui aient été publiés sur le sujet, et susceptibles de le guider : toutefois, il ne doit pas s'y fier ; cela n'exclut pas les recherches pour une bibliographie complète.

Dans le second cas, et c'est le plus fréquent, il faut procéder mécaniquement, d'une façon presque invariable et applicable à n'importe quel sujet.

Le premier point est d'abord d'étudier sa question, afin de bien savoir ce qu'on veut faire (un grand nombre d'étudiants entreprennent de traiter un sujet dont ils entendent parler pour la première fois au moment où le Maître le leur propose). Aussi ne saurions-nous trop insister pour, avant toute chose, renvoyer aux dictionnaires, aux traités et autres ouvrages de référence, afin d'avoir une notion précise du sujet ; cela facilite énormément les recherches, et surtout évite les fausses routes.

Ne pas négliger de noter, mais sans toutefois en tenir momentanément compte, toutes les indications bibliographiques qu'on trouvera au cours de ces lectures préliminaires.

Ensuite, s'adresser aux Répertoires bibliographiques, qui soient susceptibles de donner le plus facilement et le plus complètement les indications voulues. Pour cela il suffit de n'en consulter que trois, et même deux : ce sont l'*Index Catalogue*, l'*Index Medicus* et à la rigueur, le *Jahresbericht*. Les deux premiers sont publiés en anglais, et le troisième est une revue bibliographique et analytique allemande. Il est très facile de chercher dans l'*Index Catalogue* et l'*Index Medicus ;* sans même savoir beaucoup d'anglais, on peut arriver très vite à se servir de ces répertoires.

Voici la marche à suivre.

Supposons qu'un étudiant veuille faire sa thèse sur le « *Traitement des abcès du foie* ». S'il ne sait pas comment se dit « *Foie* » en anglais, il cherchera d'abord dans un dictionnaire. Puis, lorsqu'il aura le mot *Liver*, il prendra l'*Index Catalogue* à la lettre L, au mot « *Liver* ». Au chapitre Liver (*Abscess of, Treatment*), il prendra tous les titres donnés par ce chapitre ; puis, se reportant aux renvois indiqués, il aura vite une bibliographie suffisante du « traitement des abcès du foie » jusqu'en 1887, date de publication du volume de l'*Index Catalogue* à la lettre L.

Pour avoir la bibliographie depuis 1887 jusqu'en 1899, il n'aura qu'à prendre tous les volumes annuels de l'*Index Medicus* depuis 1887 jusqu'à la fin ; il regardera à la table de chaque année le mot « Liver (*Abscess of, Treatment*) », et n'aura, pour avoir les indications, qu'à se reporter aux pages indiquées.

Nous estimons que, une fois ce travail fait, les documents seront déjà suffisants pour s'orienter.

Si l'étudiant a encore du temps, il pourra consulter le *Jahresbericht.*

Désormais, avec la *Bibliographia Medica,* on aura les titres de toutes les publications médicales depuis le 1er janvier 1900. Il sera extrêmement simple d'y effectuer les récherches. Nous avons pris, comme exemple les « *Abcès du foie* ». Il suffira de regarder à la table décimale annuelle le mot « FOIE » (*Abcès, traitement*) », on verra 617.5559.23.8. On n'aura qu'à prendre, sans se préoccuper de rien, les indications fournies par les douze chapitres mensuels, placés sous la rubrique 617. 5559. 23. 8.

Il est un autre moyen encore plus simple, plus rapide, plus sûr, c'est d'utiliser les collections de Fiches des établissements bibliographiques spéciaux.

Il suffit de poser sa question d'une façon claire et précise, afin de pouvoir guider le plus possible ceux qui font les recherches dans ces établissements. Un étudiant en Droit aura-t-il un sujet de Sociologie à traiter : c'est à l'Office de Bruxelles qu'il s'adressera. Un futur candidat au doctorat ès-Sciences naturelles veut-il faire une thèse sur un sujet de Zoologie, c'est à Zurich, au Concilium bibliographicum, qu'il aura affaire. Enfin, s'agit-il de l'étudiant en médecine voulant préparer son travail inaugural, il trouvera à l'Institut de Paris tous les renseignements bibliographiques nécessaires.

C'est en ce cas qu'il est plus utile que jamais de poser nettement sa question, de définir exactement son sujet.

Nous voyons tous les jours des étudiants venir à l'Institut de Paris demander la bibliographie d'une question dont ils ignorent le premier mot ; ils s'expliquent mal et sont tout étonnés lorsqu'ils commencent à travailler, d'avoir des indications bibliographiques qui ne répondent pas à leur attente : c'est leur faute.

Nous citerons, pour exemple, un étudiant qui, voulant la bibliographie des *Causes de la Gastro-entérite des Nourrissons*, avait posé comme question : « Assimilation dans l'allaitement artificiel par le lait stérilisé ».

Évidemment, il y a une relation évidente entre les causes des maladies de l'appareil digestif du nouveau-né et une alimentation qui peut devenir défectueuse ; mais c'était s'exposer à avoir beaucoup trop de fiches sur « l'allaitement artificiel », et n'en avoir qu'un nombre insuffisant sur la pathologie de la « gastro-entérite ». L'étudiant en question nous a franchement avoué plus tard qu'il avait toujours cru que le lait stérilisé était la cause unique de la gastro-entérite des jeunes enfants et qu'il était proscrit par tous les auteurs. Bref, il ne connaissait pas le premier mot de son sujet. Il n'avait qu'à lire n'importe quel travail du Pr Budin sur ce sujet, et il aurait été édifié.

Nous pourrions, si nous voulions, multiplier les exemples. Qu'on nous pardonne d'avoir ouvert cette parenthèse ; mais c'est un avertissement des plus salutaires à ceux qui ne veulent pas perdre leur temps. Nous disons cela aussi pour ceux qui n'utilisent pas les collections et se livrent eux-mêmes aux recherches.

Lorsque l'étudiant possédera toutes les indications que lui auront données les Répertoires ou les collections de Fiches, il éliminera les doubles, s'il s'en trouve, et tâchera de parfaire immédiatement les indications incomplètes ou inexactes qu'il aurait trouvées au cours de ses lectures antérieures.

Une fois ce travail préliminaire fait, il aura une collection déjà considérable de documents et pourra procéder au choix. C'est alors qu'on doit vérifier le contenu des sources.

Il trouvera un grand nombre de travaux généraux qui lui seront peu utiles ; d'autres ne répondront pas à un titre qui cependant était gros de promesses ; enfin, il restera un stock dans lequel sûrement il trouvera ce qu'il cherchait.

Le mieux, quand c'est possible, est d'aller voir à la source même. Mais parfois, le temps manque ; les ouvrages ne se trouvent pas dans les bibliothèques. C'est alors que, sans aucune perte de temps, et, à coup sûr, on peut utiliser les revues analytiques (*Revue des Sc. méd.*, *Centralblatt*, *Jahresbericht*, etc.), ou encore les collections d'Analyses des Instituts de Bibliographie.

Il résultera donc de ce travail de sélection, qu'on aura un certain nombre d'ouvrages qu'on conservera pour y puiser directement ; d'autres dont on n'aura que les analyses, mais analyses suffisantes pour se rendre compte des idées d'un auteur sur un point donné,

C'est donc cette compilation, besogne des plus importantes, qui doit être faite avec le plus de soin, car c'est elle qui évitera les erreurs grossières, et aussi une perte de temps considérable. Il ne restera plus à l'étudiant qu'à dresser le plan de sa thèse, coordonner ses propres idées avec les idées des auteurs, ses observations personnelles avec celles publiées antérieurement. Mais alors ceci sort de notre cadre, et il ne nous appartient plus de donner des conseils sur ce dernier point.

La marche à suivre, quand il s'agit de questions très récentes, doit être un peu différente. Il est bien évident qu'on perdrait son temps à chercher dans un recueil datant de 40 ans des observations sur le *Traitement du tétanos par des injections de sérum intra-cérébrales.* Il serait puéril de vouloir faire une bibliographie antérieure à quelques années des *Rayons X,* où du *Sérodiagnostic.*

Voici donc comment il faut s'y prendre (ce procédé, d'ailleurs, peut se généraliser aux sujets même anciens, quand on ne veut qu'une bibliographie des dernières années). On commence par les volumes *les plus récents* des répertoires bibliographiques, en remontant progressivement vers le passé. Lorsque, dans deux volumes à la suite, on ne trouvera plus rien sur la question, on pourra s'arrêter. Il est inutile de remonter en deçà de 1895 pour les « Rayons Rœntgen » ; on ne trouvera pas de travaux sur le « Sérodiagnostic » antérieurs à 1895.

En outre, sur une question où l'on ne trouve que peu de documents, il n'est pas inutile de consulter les catalogues de thèses. Un répertoire fait de nombreuses omissions, et ce qui intéresse surtout un candidat au doctorat en Médecine, c'est de savoir si précédemment on n'a pas fait une thèse sur son sujet : il y a eu quelquefois plus d'une surprise désagréable.

En somme, on voit qu'on peut faire une bibliographie assez vite et avec assez de sécurité, si l'on procède méthodiquement; mais il faut savoir se contenter de l'à peu près. Il ne faut jamais affirmer qu'on a toute la bibliographie d'un sujet. C'est une bien grave erreur, qui ménage bien des mécomptes, et l'on doit user de la plus grande réserve. D'ailleurs disons, avec M. le Pr Ch. Richet, que :

« Il ne peut pas y avoir de bibliographie parfaite. Il en est de très bonnes peut-être. A coup sûr, on en signale quelques bonnes. Plusieurs sont passables. Les autres sont insuffisantes. La sincérité, l'exactitude, voilà les seules qualités qu'on doit exiger. Tout le monde doit en faire preuve. On ne peut jamais espérer d'être complet, par suite de l'immensité des publications qu'on doit connaître Le tout est d'être le moins incomplet possible (*Revue scientifique*, 1882, juillet, 2ᵉ série, p. 21). »

Si l'on traite un sujet d'une branche de la Médecine sur laquelle on ait publié une bibliographie spéciale, il ne faut pas non plus négliger de consulter ces recueils ; ils sont généralement assez complets et fournissent mieux que n'importe lesquels des renseignements sûrs. En physiologie, par exemple, la *Bibliographia physiologica* fournira une bibliographie complète depuis 1895.

Néanmoins, la bibliographie ne pourra être considérée comme exacte qu'une fois qu'on sera allé aux sources et qu'on aura pu vérifier ce que le travail indiqué contient.

« D'autre part, en supposant même que tous les faits observés fussent publiés, et qu'on ait en main les recueils où ils se trouvent, ce n'est pas encore une raison pour qu'on puisse les y découvrir. Il n'est personne, ayant un peu l'habitude des recherches bibliographiques, qui n'ait remarqué maintes fois combien les tables des matières sont en général mal faites. Les titres des travaux, des observations, sont mal rédigés, mal indiqués à la table, et une étude attentive de celle-ci n'empêche pas souvent ce qu'on cherche de passer inaperçu. »

En outre, il ne faut pas croire que, parce qu'on a un bon répertoire en main, on ait besoin de se passer de la vérification du contenu des indications des travaux.

« On se demandera peut-être, dit J. Billings, pourquoi les Catalogues sont capables de donner de mauvais renseignements, ou ne donnent pas des informations plus nombreuses. La réponse est.

fort simple : les Catalogues ne sont pas des bibliographies, mais des aides mécaniques pour un travail bibliographique.

« Vous me pardonnerez de prendre comme exemple l'Index Catalogue de la Bibliothèque du Surgeon's general Office, à Washington, parce qu'il m'est familier, et que je puis m'aventurer à le commenter, sans courir le risque d'être accusé de vouloir déprécier sa valeur.

« Sur un sujet de médecine donné, un médecin assez capable peut obtenir une grande quantité d'indications ayant une certaine valeur et éviter ainsi une grande perte de temps et de travail. D'un autre côté, quand il se mettra à examiner les livres et les articles indiqués, il trouvera que la moitié au moins ne vaut rien, pourvu qu'il puisse examiner l'autre moitié, parce que ce sont des dilutions, des amplifications, des redites et des résumés des travaux originaux. »

En somme, il faut procéder soi-même à la vérification des indications fournies, en examinant les travaux.

On voit combien les recherches bibliographiques sont difficiles et combien il faut faire acte d'initiative, afin de ne pas gaspiller beaucoup de temps en recherches frustes.

Néanmoins, en procédant comme nous l'avons dit plus haut, nous pensons qu'il peut y avoir une économie de temps considérable et une certitude presque absolue de ne pas s'égarer.

Petit dit qu'on devrait laisser de côté la bibliographie étrangère, si on ne sait pas suffisamment les autres langues.

« Celui qui ne saura pas assez bien une langue étrangère, dans laquelle il aura à faire des recherches, devra laisser de côté les écrits dans cette langue et se contenter de chercher dans les idiomes qu'il connaît. S'il ne sait que le français, peu importe ; mieux vaut écrire peu et écrire juste, que s'exposer, en écrivant beaucoup, à ajouter de nouvelles erreurs à celles qui existent déjà. »

Évidemment, Petit a raison, quant au fond ; mais nous

ne pensons pas toutefois que le fait de ne pas lire l'allemand ou l'anglais soit une condamnation perpétuelle à l'ignorance de la littérature médicale de ces nations; il est d'ailleurs possible de faire faire la traduction de certains chapitres ou passages intéressants; et nous croyons qu'en fait de bibliographie, il est nécessaire de connaître ce qui s'est écrit *urbi et orbi*.

Bien entendu, si l'on se paye de mots, si l'on cite à tout hasard un auteur sans savoir au juste ce qu'il a pu dire, sans être allé à la source, c'est alors qu'on s'expose à perpétuer des erreurs ou en ajouter de nouvelles; mais, de là à faire table rase de la littérature étrangère, sous prétexte qu'on ne connaît pas les idiomes exotiques, nous pensons qu'il y a fort loin. Empressons-nous d'ajouter que les conseils que nous donnons, en ce moment, ne s'adressent qu'aux candidats à la thèse de doctorat, car nous ne prétendons pas enseigner l'art de faire des recherches bibliographiques aux Savants, qui en savent certes plus long que nous sur ce point. Ces derniers doivent, en effet, aller eux-mêmes aux sources étrangères, lire eux-mêmes les passages, et ne pas se contenter d'une traduction ou d'une analyse de complaisance.

L'exécution de la bibliographie d'une thèse n'est donc pas chose facile; elle demande beaucoup de soin et implique une certaine connaissance des Répertoires. Mais, si l'on suit strictement le plan immuable que nous venons de dresser, nous affirmons qu'on aura vite un guide suffisant pour pouvoir traiter convenablement n'importe quel sujet.

En résumé, pour effectuer la bibliographie d'une thèse, il faut :

1° Avant de faire quoi que ce soit, avoir des idées précises sur le sujet qu'on va traiter ; pour cela, lire les passages des traités, les articles de dictionnaires, ou les autres ouvrages de référence. Noter, au cours des lectures, les notices bibliographiques fournies.

2° Consulter ensuite les Répertoires, en commençant par les plus récents et remontant vers le passé. Pour cela, lire les chapitres de chaque année de l'*Index Medicus* jusqu'à ce que les lettres initiales des mots cherchés se rencontrent dans un volume de l'*Index Catalogue*. A partir de ce moment, inutile de continuer la série de l'*Index Medicus*. — Pour les questions spéciales, voir les bibliographies spéciales, les tables de matières des revues de spécialités. — Consulter aussi les catalogues de thèses.

Mais, si l'on peut, utiliser de préférence les Répertoires sur Fiches des Établissements spéciaux. Pour cela, nettement définir la question et regarder aux tables de la classification décimale l'index qui convient au sujet proposé ; il suffira de se reporter au nombre indiqué pour trouver les documents.

3° Ceci fait, vérifier avec soin toutes les indications; éliminer celles qui forment double emploi, et se mettre en devoir d'aller directement aux sources pour opérer une première sélection (rejeter tout ce qui ne traite pas absolument du sujet et ne conserver que ce qui est nécessaire).

4° Enfin, choisir, dans cette seconde catégorie, d'abord les travaux les plus importants, qu'on doit lire ou faire traduire *in-extenso*; ensuite ceux d'un intérêt secondaire dont l'analyse est suffisante pour pouvoir se rendre compte des idées de l'auteur. On aura alors recours aux revues analytiques (*Revues des Sciences médicales, Centralblatt Für Chirurgie, Schmidt's Jahrbuch*, etc.), ou encore aux collections d'Analyses des Instituts de Bibliographie.

5° Pour les sujets nouveaux, sur lesquels on n'a presque rien publié, le mieux est de découvrir le travail le plus récent, d'y voir les auteurs cités, d'en faire les fiches, et de vérifier ensuite les indications données pour chaque auteur, en allant du plus récent au plus ancien. Ajouter en cours de route les noms de ceux qui auraient été omis par les premiers et que fournissent les autres.

Ainsi, par exemple, tout récemment on avait demandé à l'Institut de Paris la littérature du *Traitement de la tuberculose par la viande crue*. Cette question avait été l'objet d'une communication de M. le P^r Ch. Richet à l'Académie de Médecine, le 28 novembre 1899. Ici il a été impossible de trouver dans les répertoires et la collection de fiches types d'autres travaux concernant exclusivement le *Traitement de la tuberculose par la viande crue*; mais, en parcourant certains travaux généraux sur l'alimentation des tuberculeux, nous avons trouvé qu'au cours des articles le sujet était traité. Par exemple: Grancher, dans le *Bull. méd.*, Par., 1897, 105-108 et 1141-1145; dans l'*Echo médical de Toulouse*, 1898, 85-91;

dans la *Revue médicale de Paris*, 1897, 295; par Gautrelet, dans la *Revue théorique et pratique des Maladies de la nutrition*, Paris, 1897, 232-256), etc.

** **

Telles sont les grandes lignes de la méthode invariable, applicable à tous les sujets quels qu'ils soient.

L'expérience nous a enseigné que c'était bien, pour ceux qui ne sont pas des érudits (et c'est le cas des candidats à la thèse), le procédé de choix.

Nous allons mieux nous faire comprendre par quelques exemples pris au hasard pendant nos années de pratique à l'*Institut int. de Bibliographie scientifique de Paris*.

Nous avons choisi à dessein un certain nombre de sujets, afin de citer des questions d'Anatomie, de Physiologie d'Hygiène privée, d'Hygiène publique, de Thérapeutique, de Pathologie interne, de Chirurgie, de Gynécologie et d'Obstétrique.

Nous admettons que, bien entendu, chaque sujet est parfaitement connu et que les lectures préliminaires sont faites. C'est donc la technique pure des recherches que nous allons indiquer : d'abord, dans les collections des Instituts, où l'on emploie le système décimal ; puis, dans l'*Index Catalogue* et l'*Index Medicus*.

I. Anatomie. — Soit à faire la bibliographie de l'« Anatomie de l'os temporal ».

1° Collection de l'*Institut de Paris* : On regarde à la table décimale et on voit que l'indexation est :

611.714.23   *Os du crâne (temporal).*
611.854.5   *Massif osseux du facial.*
611.854.7   *Cercle tympanal.*
611.91.23   *Régions diverses du crâne (Temporal).*

On n'a donc qu'à prendre des fiches derrière les divisions indiquées par la table.

2° Si l'on ne peut pas consulter les Fiches, on prendra dans l'*Index Catalogue* le mot Temporal (*Bone*) : c'est un volume de 1893 ; puis, à partir de cette date, dans chaque année de l'*Index Medicus*, le chapitre Temporal (*Bone*).

Il ne faudra pas manquer non plus de lire les renvois que donne l'*Index Catalogue* (ce qu'il indique par « *See also* ») : *Auditory canal (External)* ; *Acqueduc of Fallope* ; *Cochlea* ; *Labyrinth* ; *Mastoid process.*

II. Physiologie. — Question : « Physiologie du pied ».

1° Voir à : 612.766 *Locomotion chez l'homme.*

       612.75 *Physiologie des os et des articulations.*

Choisir dans les Fiches situées à ces indexations, celles qui conviennent.

2° Dans l'*Index Catalogue*, volume de 1884, le paragraphe Foot (en général) ; dans le volume de 1887, le chapitre Locomotion. Voir les *also* : Ankle-joint (cheville) ; Astragalus ; Calcaneum ; Toes (orteils) ; Attitude ; Leaping (saut) ; puis voir à la table des volumes annuels de l'*Index Medicus* les mots « *Foot* » depuis 1883, et « *Locomotion* » depuis 1887.

Consulter aussi la *Bibliographia Physiologica*.

III. Hygiène. — Question : « Logements ouvriers et logements des classes pauvres au point de vue de la tuberculose ».

1° Voir à : 613.51 *Hygiène des habitations.*

614.542 *Prophylaxie de la tuberculose.*

616.24.6.2 *Étiologie de la tuberculose pulmomonaire.*

616.995.2 *Étiologie de la tuberculose en général.*

2° Dans l'*Index Catalogue*, dans le vol. de 1884, on trouve un chapitre intitulé : Habitations *for the poor and laboring classes;* puis, dans le vol. de 1898, le chapitre : Phtisis (*Contagion and transmissibility of*); enfin, dans le vol. de 1893, le chapitre Tuberculosis (*Causes and prevention*).

Pour l'*Index Medicus*, mêmes chapitres à consulter, mais depuis 1884, pour le chapitre Habitations, *etc.*; 1890 pour le chapitre Phtisis (*Contagion and transmissibility*), et 1893, pour le chapitre Tuberculosis (*Causes and prevention*).

IV. Thérapeutique — Question : « Le Massage ».

1° Voir à : 615.82 *Massage.*

2° Dans l'*Index Catalogue*, voir le chapitre Massage dans le volume correspondant; regarder aux renvois Exercice (*as a remedy*); Eye (*Diseases of, Treatement of*); Friction (*as a remedy*); Intestines (*Obstruction of*); Movement (*Cure*); Sprains (*Treatment of*); Gymnastic.

Mêmes chapitres à consulter dans l'*Index Medicus*, depuis 1887.

V. Médecine.— 1re Question : « Botryomycose ».

1° Voir à : 616.969 (*Maladies parasitaires végétales*).

616.022 (*Bactériologie générale*).

614.56 (*Maladies transmises par les animaux*).

619 (*Maladies des Animaux*).

2° Voir le volume de 1897 de l'*Index Catalogue*, au mot Botryomycosis ; même mot à voir dans l'*Index Medicus* depuis 1897.

2e Question : « Neurasthénie traumatique ».

1° Voir à : 616.843.2 (*Neurasthénie, étiologie*).

617.1.04.843 (*Complications des traumatismes : neurasthénie*).

2° Voir dans l'*Index Catalogue* le chapitre Neurasthenia, au volume de 1888 ; dans le volume de 1893, voir aussi le chapitre Traumatic *neuroses and psychoses.*

Même travail à faire dans l'*Index Medicus* depuis 1888, pour le mot « *Neurasthénie* », et 1893, pour les « *Névroses traumatiques.* »

VI. Chirurgie. — 1re Question : « Radiographie de balles d'armes à feu ».

1° Voir : 617.072 (*Diagnostic chirurgical par les rayons X*).

617.1455.072 (*Diagnostic par les rayons X des plaies par armes à feu*).

537.53 : 617.1455 (*Rayons Rœntgen en général dans leur rapport avec les plaies par armes à feu*).

2° Voir seulement l'*Index Medicus*, la question étant récente, depuis 1896, aux chapitres Rœntgen *rays,*

DIAGNOSTIC (*radioscopic*), PHOTOGRAPHY (*medical*), SURGERY (*Diagnosis*), WOUNDS (*Gunshot, diagnosis*). — Voir aussi, dans le nouveau volume de 1899 de l'*Index Catalogue*, au chapitre DIAGNOSIS (*radioscopie*).

2ᵉ Question : Médecine opératoire : « Cholécystentérostomie.

1° Voir à 617.5558.88 (*Opérations sur la vésicule biliaire : abouchement à l'intestin*).

2° Dans l'*Index Cat.* voir, dans le volume de 1898, le chapitre CHOLECYSTENTEROSTOMY, et, dans celui de 1884, au chapitre GALL-BLADDER (*Surgery of*). — Même travail dans l'*Index Med.* depuis 1898, pour le premier mot, et 1884 pour le second.

VII. GYNÉCOLOGIE. — Question : « Traitement des fibrômes utérins par les eaux minérales ».

1° Voir 618.14.633.85.79 (*Trait. hydrologique des fibromes utérins*).

615. 79. 7 [618.14.633] (*Eaux minérales indiquées dans les cas de fibromes utérins*).

2° Choisir dans les chapitres UTERUS (*Tumors of, Treatment of*), et UTERUS (*Tumors of, treatment medical*), et UTERUS (*Polypus, treatment of*) dans le volume de l'*Index Cat.* de 1894, tous les titres se rapportant à la question ; faire de même pour les chapitres WATERS (*mineral*) et WATERS (*mineral, thermal*) dans le volume de l'*Index Cat.* de 1895.

Mêmes recherches à faire dans l'*Index Med.* à partir de 1894.

VIII. Obstétrique. — Question : « Opération césarienne *post mortem* ».

1° Voir à 618. 86.7.01 (*Indications de l'Opération césarienne*).

2° Choisir les titres convenables dans les chapitres Cæsarean *section* et Cæsarean *section* (*Cases and statistics*), dans les volumes de 1881 et 1898 de l'*Index Cat.* ; lire aussi le chapitre Labor (*complicated, etc*) dans le volume de 1886. Faire de même dans l'*Index Med.* ; mais voir seulement le dernier volume (1898-99) pour le chapitre Cæsarean ; pour le chapitre Labor (*complicated*). voir la série depuis 1886.

*
* *

On voit d'après ces exemples, comment on peut arriver vite et d'une façon presque mécanique, à avoir sûrement les indications bibliographiques. Mais rappelons, encore une fois, que « la bibliographie en elle-même n'est rien ; on ne sait rien ou presque rien, quand on a copié le titre d'un mémoire ou d'un livre, sans avoir consulté, médité, analysé. Ce n'est qu'un commencement de travail et de recherches ».

Toutefois ces préliminaires sont indispensables ; on ne sait pas ce que contient un livre, parce qu'on en connaît le titre ; mais cela n'empêche pas qu'il faille d'abord avoir le titre pour trouver l'ouvrage. Il faut donc que cette première phase d'un travail méthodique, en un mot les recherches bibliographiques, soit rendue accessible à tout le monde.

Bref, les Répertoires, quels qu'ils soient (Publications, Répertoires sur Fiches, etc.), n'ont d'autre but que de faciliter, de « provoquer » la lecture des œuvres originales, d'ouvrir des voies plus larges aux recherches et de « rendre la Science médicale véritablement internationale, en diffusant rapidement les progrès acquis ».

CHAPITRE IV.

———

De la nécessité de rédiger les titres d'une façon rationnelle. Des noms propres en médecine. Des néologismes. De l'utilité qu'il y aurait, au point de vue bibliographique, à ce que chaque auteur indexât lui-même ses travaux.

I. Titres. — On peut donc se rendre compte assez facilement, d'après ce que nous venons d'exposer, que malgré tout, ce n'est pas chose aisée que de faire une bibliographie. Or, s'il est déjà assez difficile de retrouver des titres correspondant bien aux idées traitées au cours d'un mémoire, à quels obstacles devons-nous nous arrêter s'il s'agit de titres inexacts, et Dieu sait combien il s'en trouve dans la littérature médicale ?

M. Petit, dans son livre (*Essais de Bibliographie médicale. Conseils aux étudiants sur les recherches bibliographiques.* Paris... G. Masson, 1887, 8°, p.228), cite les paroles d'un bibliographe inconnu, qui dit qu'afin d'éviter l'encombrement de la littérature médicale et les longues recherches, il faut, quand on écrit: « 1° avoir quelque chose à dire ; 2° le dire ; 3° s'arrêter quand on l'a dit ; 4° *lui donner un bon titre* ». On ne sait pas de qui est ce précepte, qui au premier abord semble digne d'une vérité de M. de la Palisse. Malheureusement cette vérité semble bien souvent oubliée ou inconnue des auteurs.

La quantité de mémoires ou ouvrages mal intitulés est incommensurable ; c'est par milliers qu'on peut les compter.

Ainsi, nous avons pris à tout hasard, à l'Institut de Bibliographie de Paris, 1.000 fiches non encore classées. Sur ces 1.000 fiches, nous en avons trouvé 243, dont les titres sont, ou incompréhensibles, ou équivoques, par suite d'une trop grande concision, ou évidemment inexacts, par suite du sens parfois ridicule qu'on est obligé de leur attribuer.

Or, nous sommes convaincus que, sur les 757 fiches qui nous restent, dont les titres nous paraissent logiques, si nous nous étions donné la peine d'aller aux sources, nous en aurions trouvé encore un très grand nombre, qui en somme, ont tout de même de mauvais titres, soit parce que ces titres ont un caractère de généralité ne correspondant pas le moins du monde au sujet traité, soit parce que, bien que correspondant à une entité nettement définie, on s'aperçoit, à la lecture du mémoire, que c'est une autre question qui est développée.

Il existe une autre catégorie de mauvais titres : ce sont ceux qui sont trop longs. Les titres de certains mémoires sont de véritables analyses au cours desquelles l'expression de l'idée dominante est complètement noyée dans le détail. Au point de vue bibliographique, ce n'est peut-être pas un défaut, cár on écrira sur la fiche autant de nombres indexeurs qu'il y aura d'idées contenues dans le titre ; mais on ne peut pas mettre snr une fiche 15 indexations différentes ! Dans ce cas, on ne voit plus l'idée principale ; et, si l'on ne peut pas, pour un motif quelconque, faire autant de fiches qu'elle sera susceptible de compter de groupements décimaux, on court le risque de mettre la fiche à une mauvaise place ou à une place accessoire.

Nous pouvons citer un très bon exemple de titre trop long :

Boinet. *Méningite en plaques avec paralysie complète et anesthésie des membres supérieurs et inférieurs droits. Convulsions cloniques passagères. Paralysie du membre supérieur gauche. Hémiplégie faciale du même côté. Mort ; autopsie. Amas de tubercules au niveau : 1° du tiers supérieur de la pariétale ascendante, du cinquième supérieur de la frontale descendante, de tout le lobule paracentral de l'hémisphère gauche ; 2° du tiers supérieur de la frontale ascendante droite et de la partie postérieure de la deuxième frontale du même côté. — Gaz. d. Hôp.,* Paris, 1899, LXXII, mai 30, n° 60, 558-559.

Un petit article, d'une page à peine, avoir un titre aussi long !

On va peut être nous objecter que c'est le hasard seul qui a présidé à nos trouvailles. Nous pouvons répondre : Non. C'est un fait observé déjà depuis bien longtemps.

Nous-même, depuis plusieurs années, nous avons été arrêté à tout instant par des titres mauvais ; nous avons eu cent fois l'occasion de constater de fausses indexations de fiches, par suite d'erreurs dans l'interprétation de titres.

C'est à toute minute qu'on peut constater ce fait; et, si la proportion de titres mauvais semble excessive d'après les chiffres que nous venons de donner, qu'on sache que si les mille fiches, prises, nous le répétons, à tout hasard, nous servent uniquement de base d'opérations; c'est pour avoir un choix d'exemples. Mais si l'on voulait, besogne impossible autant qu'inutile du reste, relever tous les titres inexacts, on verrait que nous pourrions dire, sans être taxé d'exagération, que certainement l'ensemble des travaux mal intitulés comprendrait bien le tiers de la littérature médicale.

Il est superflu d'insister sur l'importance capitale qu'il y a à bien rédiger un titre. Nous nous plaçons en ce moment purement au point de vue de la vulgarisation scientifique, et non plus à celui de la technique bibliographique pure.

Il est vraiment désolant de songer que, par suite d'un titre défectueux, le mémoire le plus intéressant peut être à jamais perdu. Combien de travaux qu'une circonstance fortuite seule a exhumés de l'*in pace* de l'Inconnu !

Nous pouvons reproduire à ce sujet une lettre de M. le Pr Poncet (de Lyon), parue dans la *Gazette des Hôpitaux* en 1895.

A Monsieur le Directeur de la *Gazette des Hôpitaux*.

Monsieur le Directeur,

Je me suis récemment occupé de la « Trachéotomie d'urgence dans les accidents graves de l'anesthésie générale» (*Lyon médical*,

13 février 1895), à propos d'observations déjà anciennes (1883 et 1888), dans lesquelles cette opération m'avait permis de rappeler à la vie deux anesthésiés. Les autres moyens habituellement employés avaient échoué. Un de mes élèves, M. le Dr Gerbaux, a également traité cette question dans sa thèse inaugurale (Thèse de Lyon, 1894). Depuis lors, M. P. Thiéry, chef de clinique de M. le Pr Tillaux, a publié (*Gaz. des Hôp.*, n° 19, 12 février 1895) une fort intéressante relation d'une trachéotomie pratiquée aussi avec succès chez un chloroformisé en état de mort apparente. Ces faits ont une trop grande importance pratique pour n'être pas signalés, tout particulièrement, à l'attention des chirurgiens ; et je sais très bon gré à M. Thiéry de nous avoir rappelé qu'en 1887, il avait dans la *Gaz. méd. de Paris*, publié deux observations similaires, d'autant mieux que M. Gerbaux ne les avait pas citées.

M. Thiéry s'étonne avec raison de cette omission ; mais je tiens à lui faire remarquer, que, si ces deux cas n'ont pas été mentionnés, la faute en est un peu à l'auteur lui-même, qui avait intitulé son mémoire : « *Contribution à l'étude de quelques procédés de respiration artificielle* ». *Gazette médicale de Paris*, n° 35, p. 409 et suivantes, 1887.

On comprend qu'un tel titre, comme, du reste celui plus récent dont M. Thiéry s'est servi : « *Sur un nouveau cas de rappel de la vie par l'insufflation directe dans le traitement de l'asphyxie aiguë, Gaz. des Hôpitaux*, loc. cit. », rend difficiles, et parfois infructueuses, des recherches bibliographiques sur la trachéotomie dans les anesthésies compliquées.

Ainsi se trouve expliquée l'omission de M. le Dr Gerbaux.
Agréez, etc.   Antonin PONCET.

Lyon, 19 février 19g·

La lettre de M. le Pr Poncet est très suggestive et vient à point appuyer ce que nous disions plus haut.

Cette lettre d'ailleurs, avait inspiré à M. Marcel Baudouin

un article (*Progrès méd.*, Paris, 1895, 3 s., I, 171), qui montre bien les graves inconvénients des mauvais titres. Nous reproduisons cet article, parce qu'il corrobore notre assertion.

« Il est en effet très important, comme le fait remarquer M. Poncet, critiquant avec juste raison les termes employés par un médecin pour désigner des mémoires sur la trachéotomie, de rédiger les titres des travaux scientifiques d'une façon rationnelle et très explicite. M. Poncet a montré les inconvénients des rédactions vagues ou insuffisantes ; elles rendent les recherches bibliographiques des plus difficiles et des plus infructueuses. Et cela est d'autant plus marqué qu'on a à sa disposition un plus grand nombre de fiches indicatrices.

Que dire en effet, d'un titre comme celui-ci : « *Contribution à l'étude de certaines affections chirugicales !* » S'il y a, dans ce travail, des observations de cancers, de fractures, d'ovariotomies, comment les soupçonner ?

Si l'on dispose seulement de plusieurs centaines de mille de fiches, comme nous actuellement, il n'est pas aisé, on l'avouera, de les classer avec méthode, seul procédé qui permette de les retrouver, plus tard, facilement et rapidement.

Il y a donc, pour tous les auteurs, un intérêt majeur à faire des titres clairs, disant nettement ce qu'il y a dans le mémoire en question, en les rédigeant de la façon la plus brève possible. Il importe aussi de ne pas mélanger dans le même travail des sujets différents, ne pouvant pas comporter une même désignation. Si certains auteurs continuent à ne point prêter attention à ces remarques importantes, ils ne devront pas s'étonner si leurs recherches restent enfouies dans des volumes poudreux.

Pour nous, qui nous occupons spécialement du classement de tous les mémoires connus à l'aide de fiches volantes, circulantes, nous voudrions voir les titres compris de telle sorte qu'ils donnent l'indication de toutes les observations qu'ils renferment. En médecine, en effet, c'est le cas clinique qui seul importe ; les considérations critiques, philosophiques ou littéraires qui peuvent l'accompagner, n'ont qu'une importance secondaire et varient avec la qualité de l'auteur. Le fait, lui, au contraire, est immuable, capital. C'est lui qui surtout est digne de passer à la postérité. On l'a dit avec raison : les Savants passent et la Science reste.

Comme conclusion pratique : signaler dans le titre l'observation originale, inédite, qui sert de base au travail , et ne plus abuser de termes aussi peu précis que ceux-ci : « Contribution à la chirurgie du foie, du rein, de l'abdomen, etc. » ! Tout le monde y gagnera, surtout ceux qui tiennent à conserver le qualificatif d'érudits. Sans compter que de cette façon les questions de priorité, qui ont au moins un intérêt particulier, seront d'une résolution beaucoup plus aisée.

Tout récemment, en faisant le classement de la *Bibliographia Medica*, nous avons trouvé une fiche ainsi conçue :

Ashmead (A. S.). — *Quousque tandem, Catilina, abuteris patientia nostra ? Saint-Louis M. a. S. J.*, 1900, LXXVIII, 10-15.

Si nous n'avions pu consulter le mémoire, nous aurions pensé que la fiche était bonne à mettre au rebut, car il était impossible de l'indexer. Fort heureusement, nous avions en main le numéro du journal, et, après lecture de l'article, nous avons conclu qu'il s'agit d'une lutte soutenue par le Dr Ashmead (de New-York) pour secouer l'inertie des gouvernements, ainsi que l'indifférence de certains médecins, et parvenir à une entente internationale au sujet des mesures à prendre contre l'extension de la *lèpre*. En outre, à Berlin, plusieurs praticiens revendiquant la paternité de l'idée de la Conférence internationale, il s'ensuivit une polémique ; l'auteur publie une série d'extraits des lettres échangées. Bref, il s'agit de la prophylaxie de la lèpre. Or, que diable veut bien signifier le titre : *Quousque tandem, Catilina, abuteris patientia nostra?*

Nous allons donner une série d'exemples, pris dans la collection des Fiches de l'Institut de Paris. Ces titres sont plus significatifs que tout ce que nous pourrions dire :

Van Hassel. *Fibrome et sarcome. — Bull. Soc. belge de Gynéc. et d'Obst.*, Brux., 1900, X, 234-235.

Il s'agit d'une tumeur mixte du vagin ; il n'y avait donc que deux mots à ajouter pour rendre le titre précis et éviter des erreurs de classement.

Ricketts (B. Merrill). *Case history and photography. — J. Am. M. Ass.*, Chicago, 1900, XXXIV, 76-77, 1 fig.

Observation d'un sarcome probable de la région antérieure du thorax et de l'aisselle droite.

Galvani (J.). *Surprises du ventre. — Rev. de Gynéc. et de Chir. abdom.*, Paris, 1898, II, 1019-1032.

Lorsqu'on a fait une laparotomie, on s'aperçoit souvent d'erreurs de diagnostic. Ici, 4 cas se présentent :

1° Helminthiase prise pour une péritonite tuberculeuse. 2° Rate ectopique et hypertrophique prise pour une tumeur des annexes. 3° Kyste sanguin du mésentère pris pour un kyste hydatique du foie. 4° Fibromyome utérin, grossesse associée soupçonnée.

Clisson (F. S.). *Why probe? — Med. Herald*, St-Joseph, 1899, XVIII, 120-122.

Indications d'opportunité du sondage dans les plaies par armes à feu.

Hofbauer (L.). *Beitrag zur Lehre von der localen Disposition.* — *Wien. klin. Wohnschr.,* 1899, XII, 99.

Théorie d'après laquelle la présence d'un germe pathogène dans l'organisme n'est pas le fait du hasard, mais est due à une certaine efficacité des tissus et des organes en raison directe de leur richesse vasculaire.

Middleton (G. S.). *Demonstration of cases.* — *Glasgow M. J.,* 1899, LI, 252-259.

Comme le titre l'indique, il s'agit bien de quelques cas médicaux : 1° Pulsation hépatique ; 2° Dilatation de l'estomac chez un enfant de 12 ans ; 3° Paralysie générale chez un fou ; 4° Arthrite rhumatismale ; 5° Tumeur du médiastin. — Comment indexer un pareil titre ?

L'indication suivante est analogue.

Travis (W. D.). *Report of two interesting cases.* — *J. Am. M. Ass.,* Chicago, 1899, XXXII, 1300-1301.

Deux observations, l'une, d'une enfant morte d'une péricardite avec pus fibrineux ; l'autre, d'une fracture du poignet et des quatre premiers doigts.

Grellety. *Laudamus eum semper et ubique.* — *Arch. de Thérap.,* Paris, 1899, II, 224-226.

Eloge du médecin de campagne, dont la vie n'est que dévouement et abnégation !

Vance (A. Morgan). *Were are we at ?* — *J. Am. M. Ass.,* Chicago, 1899, XXXII, 1032-1034.

Question d'intérêt professionnel : le prix des consultations d'un spécialiste doit-il être plus élevé que celui des consultations d'un médecin ordinaire ?

Bell (W. J.). *Surgical suggestions.* — *Med. Herald,* St-Joseph, 1899, XVIII, 128.

Conseils chirurgicaux au point de vue de l'asepsie et de la technique opératoire en général.

Chenoweth (W. J.). *Post hoc, propter hoc.* — *Memphis Lancet,* 1899, III, 28-33.

Théorie sur l'immunité en général et en particulier sur la sérothérapie antidiphtéritique.

Mc Naughton. *A summer fallacy.* — *N.-York M. J.,* 1899, LXIX, 600-601.

Du choix des altitudes élevées pour la construction des hôpitaux.

*
* *

Voici enfin pour clore cette série d'exemples, quelques titres de mémoires que nous n'avons pas eu le loisir de contrôler ; mais nous les citons tout de même pour montrer la difficulté qu'on aurait à les indexer, ces titres étant ou trop vagues ou véritablement énigmatiques.

Villers. *De la collocation.* — *Cercle méd.,* Brux., 1897, Juil., 2.

Stancell (R.). *Annual essay ; empirism.*— *North. Car. M. J.,* Wilmington, 1895, XXXI, 305-320.

Reagan (J. A.). *The brain.* — *Charlotte* [*N. C.*] *M. J.* 1895, VII, 541.

Bates (H. E.). *A case of complications.*— *N.-York. M. J.,* 1893, LXIII, 258.

Cervera. *Del choque en retroceso.* — *Rev. de Méd. y Cirug. pract.,* Madrid, 1879, III, 49-54.

B. (C.). *Un pénis en détresse.* — *Lyon méd.,* 1878, XXIX, 315-316.

Frénch (J. M.). *An ethical experience.* — *Atlantic M. Weekly,* Providence, 1896, 405.

On peut donc dire que c'est bien, en grande partie, la faute des auteurs si l'on a parfois tant de peine à retrouver leurs travaux. Au point de vue de la Science, c'est un véritable désastre, car c'est ce qui explique que des travaux d'ordre primordial ne sont jamais connus ou ne le sont que d'une façon tout à fait fortuite.

II. Noms propres en Médecine. — Il est aussi une autre difficulté, moindre toutefois que celle occasionnée par l'énoncé inexact des mémoires, mais qui mérite cependant d'être prise en considération : nous voulons parler des noms propres en médecine. Il y a quelques années, l'anatomiste Trolard, dans un article humoristique paru dans la *Tribune médicale* du 9 octobre 1895, s'était franchement montré hostile à cette habitude moderne, qui consiste à nommer un organe ou une affection pathologique par le nom de celui qui en a fait la découverte.

Certes, l'idée de perpétuer la mémoire des savants est très respectable, et le fait de passer à la postérité est la récompense de leurs labeurs. Toutefois, cela n'empêche pas qu'il est impossible au cerveau le mieux organisé de se souvenir de tous les noms propres existant actuellement en médecine, d'autant plus que, s'il en est de connus, la plupart sont encore dans l'ombre. Presque tout le monde est d'accord pour reconnaître qu'il y a abus.

Nous ne croyons pas, pour notre part, qu'il y ait grand

inconvénient, pour la mémoire de Dupuytren, à remplacer l'expression de « *Maladie de Dupuytren* » par celle de « *Rétraction de l'aponévrose palmaire* ». Évidemment le mal n'est pas grand, lorsqu'il s'agit de noms qui sont pour ainsi dire passés dans la nomenclature médicale. Bien entendu, tout le monde comprendra, si l'on parle du *Mal de Bright*, de la *Maladie de Graves-Basedow*, de la *Boule graisseuse de Bichat*, du *Ganglion de Cloquet;* mais pourrait-on faire une objection sérieuse, si l'on proposait d'appeler la maladie de Graves-Basedow « *Goître exophtalmique ?* »

Or, nous ne nous plaçons ici qu'au point de vue des recherches bibliographiques. On conçoit les difficultés inouïes qu'on aura chaque fois qu'il faudra indexer une fiche portant un nom propre. En admettant (chose que nous considérons comme impossible) que l'on arrive peut-être à connaître ceux qui existent, comment ferons-nous dans quelques années pour retenir ceux qui surgissent chaque jour ? Faudra-t-il en arriver à fabriquer des dictionnaires (1) *ad hoc* ? La littérature médicale est déjà bien suffisamment encombrée ; ce ne serait certes pas un moyen d'y faire la lumière.

Il n'en est pas moins vrai qu'on est constamment embarrassé pour savoir de quoi il s'agit, lorsqu'on lit un titre de mémoire désignant une maladie, un symptôme, un mode de traitement ou un bacille quelconque, par un nom propre.

Quelques auteurs ont essayé de dresser une liste de ces

---

(1) L'Institut de Paris a réuni, sur fiches, beaucoup d'éléments pour ce *Dictionnaire*. Si on le publiait, il aurait l'inconvénient de n'être jamais à jour. On ne peut le tenir au courant qu'à l'aide de fiches constamment surajoutées.

noms propres, en les faisant suivre d'une explication suc-
cincte ; mais il est bien difficile d'être complet : la Chirurgie, avec tous ses procédés se multipliant sans cesse ; la
Neuropathologie, avec ses dénominations augmentant
chaque jour, demanderaient, à elles seules, plusieurs mois
d'un travail soutenu. Il n'existe donc pas, nous l'avons déjà
dit plus haut, de répertoires complets pouvant servir de
memento de noms propres.

Ces derniers temps, quelques journaux ont publié des
listes, très insuffisantes, servant de répertoire terminolo-
gique des noms propres désignant des maladies internes,
des symptômes cliniques, et des méthodes de traitement.
Toutefois on ne trouve rien, dans cette nomenclature, de
ce qui touche à toutes les autres branches de la Médecine:
Anatomie, Physiologie, Chirurgie, etc.

Nous pensons néanmoins que ces mementos devien-
draient bien inutiles, si chaque auteur prenait l'habitude
de désigner par des termes scientifiques la maladie ou le
syndrome qui fait l'objet de son mémoire, en le faisant
suivre *ad libitum* du nom de l'auteur qui a le premier
décrit le phénomène.

Certes, il n'est que trop juste de rendre hommage à la
mémoire d'un savant ; mais on pourrait le faire tout aussi
bien de la façon si simple que nous venons d'expliquer ; et,
disons-le, on le ferait d'une manière beaucoup plus certaine ; car, étant habitué à voir le nom d'un auteur constamment accolé à l'expression scientifique d'un cas pathologique, il s'ensuivrait forcément que ces deux modes
d'expression seraient dans l'esprit constamment unis, et

qu'au cas (qui devrait être exceptionnel) où l'on verrait le nom de l'auteur seul, ou seulement la définition de la maladie, il en résulterait une association d'idées qui ne permettrait plus d'oublier l'un ou l'autre.

Si nous avions pour habitude de toujours lire : *Asystolie* (ou *Maladie de Beau*), toutes les fois que nous aurions sous les yeux le nom de Beau, seul, il évoquerait immédiatement l'idée d'*Asystolie*, de même que chaque fois qu'on lirait le mot *Asystolie* seul, on penserait tout de suite que c'est Beau qui a le premier décrit cette entité morbide. — Donc, au point de vue du résultat, double avantage : 1º le nom de celui qui a fait une découverte ne serait jamais perdu ; 2º en ce qui concerne la bibliographie, on ne risquerait pas de se tromper en indexant mal une fiche par erreur d'interprétation, attribuant à Banti, par exemple, ce qui appartient à Biermer, au cas où l'on n'aurait pas sous la main un memento *ad hoc*.

Que peuvent bien signifier les expressions suivantes ?

Américain (Mal). *Neurasthénie*.

Baccelli (Méthode de). *Traitement du tétanos par des injections hypodermiques d'une solution d'acide phénique.*

Baccelli (Traitement de). *Méthode de traitement des anévrysmes par l'introduction d'un ressort de montre.*

Bandl (Rétraction de l'anneau de). *Rétraction de l'anneau musculaire séparant le segment moyen du segment inférieur dans l'utérus gravide — Hour-glass des Anglais.*

Banti (Maladie de). *Forme morbide caractérisée par une splénomégalie primitive avec anémie. Il s'y associe plus tard des lésions hépatiques.*

Battey (Opération de). *Castration vaginale.*

Beard (Maladie de). *Neurasthénie.*

Biermer (Maladie de). *Anémie pernicieuse progressive.*

Budd (Maladie de). *Ictère grave.*

Cerny-Trunecek (Méthode de). *Traitement de l'épithélioma de la peau par l'acide arsénieux.*

Cherchewski (Maladie de). *Iléus nerveux dans la neurasthénie ou fausse obstruction intestinale.*

Chvostek junior (Signe de). *Augmentation de l'excitabilité électrique des nerfs sensitifs dans la tétanie.*

Chvostek senior (Signe de). *Augmentation de l'excitabilité mécanique des nerfs moteurs dans la tétanie.*

Cotugno (Maladie de). *Sciatique.*

Demuth (Méthode de). *Traitement exclusivement hygiénique de l'obésité.*

Donkin (Traitement de). *Régime lacté (lait écrémé) dans le diabète.*

Heim et Kreijsig (Signe de). *Dépression systolique des espaces intercostaux dans la symphyse cardiaque.*

Huter (Traitement de). *Méthode de traitement de l'érysipèle par des injections hypodermiques d'acide phénique.*

Isambert (Maladie d'). *Tuberculose miliaire.*

Jendrassik (Manœuvre de). *Le patient tire sur ses mains, pendant qu'on percute le tendon rotulien pour y chercher le réflexe patellaire.*

March (Maladie de). *Goître exophtalmique.*

Millar (Asthme de). *Laryngite striduleuse.*

Railway-Brain. *Affections cérébrales dues à des accidents de chemin de fer.*

Raillway-Spine. *Affections spinales dues à des accidents de chemin de fer.*

Rivalta (Maladie de) *Actinomycose.*

Riegel (Syndrome de). *Association de la tachycardie avec des troubles respiratoires simulant l'asthme.*

Simon (Opération de). *Occlusion du vagin par évidement et suture des parois vaginales — Colpocléisis.*

Walcher (Position de). (Walcherslage). *Traitement des rétrécissements du bassin chez les rachitiques par l'hyperextension des membres inférieurs en opposition avec la position de la taille, qui est la position dite en hyperflexion.*
Wardropp (Maladie de). *Onyxis maligne.*
Wichmann (Asthme de). *Laryngite striduleuse.*

En somme, on le voit d'après les exemples que nous venons de citer, ce langage devient assez courant; et il est à craindre qu'il ne prenne chaque jour une extension encore plus grande.

Or, la mémoire la plus fidèle pouvant faire défaut au moment donné, on voit la difficulté que peuvent avoir les bibliographes chargés de classer méthodiquement des Fiches, s'ils n'ont pas sous les yeux soit les travaux euxmêmes, soit une table alphabétique des indications à noms propres. En ce cas, ou il y aura erreur d'indexation, parce que le bibliographe classeur se trompera sur la valeur à donner au nom propre ; ou bien il sera obligé d'avoir recours à la source, ce qui lui fera perdre trop de temps ; ou encore il fera de ces fiches un stock destiné à une vérification future ; mais alors cela amènera un retard considérable dans le classement.

C'est ainsi qu'on doit s'expliquer comment certains travaux sont égarés et restent inconnus. Les noms propres sont donc une autre grosse difficulté pour les recherches bibliographiques.

III. Néologismes. — Au fur et à mesure des découvertes scientifiques, on crée un néologisme généralement emprunté au vocabulaire hellénique, afin de dénommer l'idée nouvelle.

Il n'y aurait trop rien à dire si les mots nouveaux exprimaient toujours exactement ce qu'ils ont la prétention de dire. Malheureusement, il n'en est pas toujours ainsi.

Que penser, par exemple, du mot *Allochirie* (ἄλλος, autre, et χείρ main)? La traduction littérale du mot est « autre main ». Or, l'*allochirie* est un trouble de la sensibilité, observé dans certaines affections de la moelle épinière, particulièrement dans le tabès, et qui consiste à rapporter la sensation de contact ou de piqûre d'un membre (main, bras, jambe, pied, etc.) à un point correspondant de l'autre membre, qui n'a pas été excité.

Que signifie le mot *Sidérodromophobie* (σίδηρος, fer; δρόμος, course, et φόβος, crainte) ? Crainte angoissante des voyages en chemin de fer. D'après l'étymologie, on pourrait interpréter le mot différemment.

Le mot *Pternalgie* (de πτερνα, talon, et ἄλγος, douleur) devrait avoir le même sens et être préféré au mot *Talalgie* (de *talus* et ἄλγος), ce dernier étant une synthèse d'un mot latin et d'un mot grec. Or, la *pternalgie* n'est pas une névralgie du talon, c'est un hygroma chronique, douloureux il est vrai, et résultant de la compression ou du froissement de la bourse calcanéenne, que l'on rencontre chez les individus soumis quotidiennement à une station debout prolongée.

Il est d'autre néologismes dont le sens est absolument en rapport avec l'étymologie, par exemple les mots: *Iophobie* (de ἰός, venin, et φόβος, crainte), crainte morbide des virus et des poisons ; *Hypsiatrie* (de ὕψος, hauteur, et ἰατρικη, médecine), qui signifie cure d'altitude ; *Causalgie* (de καίω, je brûle, et ἄλγος douleur), névralgie donnant la sensation de chaleur exagérée. Mais ces mots impliquent une connaissance suffisante de la langue grecque, ce qui est relativement exceptionnel. On voit déjà la double difficulté qui surgit au point de vue de l'indexation des fiches bibliographiques.

Ou la personne chargée du classement saura le grec, ou elle ne se rappellera plus bien ses étymologies. Dans le premier cas, si les néologismes représentent exactement les idées comprises par la synthèse des mots grecs, tout ira bien ; dans le second cas, il faudra toujours avoir le dictionnaire en main : ce qui sera une perte de temps appréciable. Mais, s'il s'agit de néologismes devant être tout autrement interprétés que ne l'indique leur sens littéral, il y aura forcément, dans l'un et l'autre cas, source d'erreurs.

Pour ne pas se tromper, il faudra toujours consulter les mémoires ; mais ce sera-t-il toujours possible ? Et, en admettant cette possibilité, ce travail devrait-il être nécessaire ? Que de travaux dont on a l'indication, mais qu'il est difficile de se procurer ! Que de temps, s'il fallait lire chaque ouvrage toutes les fois qu'on indexe sa fiche ! On est bien forcé de le faire malheureusement trop souvent ; mais ce devrait être l'exception. Ceux qui, par profession, sont obligés de classer journellement un grand nombre de fiches, savent quel temps précieux ces recherches font perdre.

M. le Dr Lereboullet (In *Réflexions sur les origines et la destinée des mots du vocabulaire médical*. Paris, Masson,

1888, p. 5), dit que « la signification précise du néologisme
doit être aisément perçue de tous.....; elle est indispensable à connaître toutes les fois que l'on veut traduire
dans une langue étrangère nos œuvres nationales ». N'est-
ce pas applicable aussi à la traduction de la langue internationale, qu'est l'indexation décimale? « Le néologisme
scientifique est donc consciemment imposé à la nomenclature par le savant qui l'a créé.

« Il relève, dès lors, de la critique, et celui qui l'inscrit
dans ses œuvres devrait pouvoir justifier de son initiative,
en prouvant que le mot qu'il a introduit dans la langue
était nécessaire, en s'arrangeant de manière que ce mot
soit bien formé, pour pouvoir être compris..... La langue
médicale ne peut pas, ne doit pas, comme le langage de
l'algèbre, caractériser par une formule ou une abréviation
mnémotechnique les maladies ou les symptômes qu'elle
prétend faire connaître. Il importerait donc que, dans la
formation de mots nouveaux qu'il emploie, le médecin se
préoccupât, non de définir explicitement par un néologisme
le symptôme ou l'affection qu'il va décrire et dont la nature
ne lui est pas scientifiquement démontrée, mais bien de
créer un mot assez compréhensif pour pouvoir résister aux
découvertes ultérieures de la Science. » — Nous pensons
avec Lereboullet qu'il n'y aura aucun inconvénient à remplacer, toutes les fois que c'est possible, le néologisme par
sa signification scientifique en mots empruntés à la langue
ordinaire; nous préférons aussi le terme de *Cécité verbale*
à celui d'*Asémiognosie optique* (Guéneau de Mussy). On
dira plutôt *Mal de mer* que *Thalassie*.

Il est inutile d'insister. Les auteurs devraient penser

avant tout à exprimer clairement ce qu'ils veulent dire ; qu'importe l'expression, pourvu qu'elle ait une signification précise ! L'essentiel est de ne pas créer des termes aussi illogiques quant à la forme que quant au sens, et de ne pas, comme on le fait en Tératologie par exemple, s'ingénier à grouper des racines ou des mots grecs dont le produit « est aussi monstrueux en grammaire que les accidents qu'ils désignent en pathologie ».

IV. Indexation du mémoire ou de l'ouvrage par l'auteur lui-même. — Nous venons d'exposer les motifs d'erreurs de classement dues à la rédaction inexacte des titres, aux noms propres usités en médecine, enfin, aux néologismes. Mais, en somme, ces trois classes peuvent se confondre en une seule ambiguïté : inexactitude de titre, due à une cause quelconque : rédaction défectueuse, nom propre inconnu, néologisme de sens complètement en désaccord avec son étymologie. Nous avons vu aussi que, si l'on opère sur un grand nombre de fiches bibliographiques, il est presque impossible de vérifier aux sources les indications. On ne peut le faire que pour une petite quantité ; encore cela demande-t-il beaucoup de temps et faut-il pouvoir se procurer tous les ouvrages.

Cette question est bien complexe. Il ne paraît pas plus difficile *a priori* de rédiger un titre, d'une façon à la fois précise et claire, que de faire un contre-sens en voulant exprimer par un titre récapitulatif les idées émises au cours d'un travail. Il faut croire qu'il y a difficulté, puisque les mauvais titres abondent.

D'autre part, l'auteur qui écrit a-t-il toujours la préoccupation des obstacles qu'il pourrait créer à ceux qui devront assigner à son ouvrage une place dans l'échelle bibliographique ? Évidemment non.

Cette préoccupation devrait cependant exister chez tous ceux qui ont souci de l'immortalité de leurs œuvres ; il est triste de songer que c'est l'auteur lui-même qui condamne son travail à l'oubli.

Le savant, qui opère la synthèse d'un néologisme avec des racines correspondant à peu près à l'idée ou aux idées qu'il veut représenter, songe-t-il alors à la technique bibliographique ? C'est bien peu probable. Au reste, un savant n'est pas forcément philologue; pourvu que le mot nouveau soit euphonique et lui semble interpréter ses idées, peu lui importe les règles grammaticales ou bibliographiques ?

Pourra-t-on empêcher un médecin d'appeler *Fracture de Colles* la fracture de l'extrémité inférieure du radius. Nous ne le pensons pas, bien que nous invoquions les difficultés de classement.

D'ailleurs, imposer des règles, même au point de vue bibliographique, à ceux qui écrivent, serait en désaccord avec les idées modernes. « Atteinte à la liberté individuelle ! Annihilation de l'originalité ! »

Il y aurait cependant un moyen si simple de pallier les choses.

Laisser les auteurs rédiger leurs titres comme bon leur semble, les laisser fabriquer autant de néologismes qu'ils voudront, ou remplacer toute la nomenclature médicale par autant de noms propres, à une condition unique : c'est que la traduction des idées exposées sera faite en tête du travail dans une langue internationale ; autrement dit, qu'en tête de chaque travail, ils exprimeront l'idée ou les idées dominantes, par une ou plusieurs indexations décimales.

On n'aura plus à s'occuper désormais des qualités littéraires, du sens réel d'un titre, ou de la valeur linguistique d'un mot.

Si un auteur n'est pas assez habile pour bien manier sa langue et se résumer en courtes phrases, s'il lui plaît d'être obscur, si les mots lui font défaut pour bien définir ses idées, il pourra toujours les traduire par un nombre décimal ; il trouvera, dans les tables de classification, la place qu'il devra assigner à son travail : il l'indexera lui-même, et il l'indexera mieux que n'importe qui et d'une façon plus sûre, car ce ne sera pas des mots qu'il indexera, mais ses propres idées. L'expérience nous a démontré qu'il est souvent plus facile de définir une idée, même complexe, au moyen d'un groupement numérique décimal, que la traduire par des mots ou même des phrases. On y gagne en concision et en précision.

Déjà plusieurs publications publient en tête de chaque article l'indexation décimale correspondante. Les principales sont : La *Revue scientifique*, les *Archives provinciales de Chirurgie*, les *Archives provinciales de Médecine*, les *Archives provinciales des Sciences*, pour la France ; la *Revue de l'Université de Bruxelles*, en Belgique ; en Italie, la *Rivista sperimentale de Freniatria*, les *Archivio Italiano de Otologia* ; la *Rivista Portugueza de Medicina e Cirurgia praticas*, à Lisbonne ; et, à Buenos-Ayres, la *Rivista de la Sociedad medica argentina*, etc., etc.

Quelques ouvrages sont aussi indexés décimalement.

Il est vraiment à souhaiter que ce mouvement devienne général. On n'aurait plus à craindre l'erreur d'interprétation des bibliographes : ce serait l'auteur lui-même qui désignerait la place que doit occuper son travail.

Lorsqu'on fait la fiche d'un livre ou d'un article, en même temps qu'on inscrit toutes les indexations bibliographiques, on copie aussi l'indexation. Dès lors la fiche est classée et il suffit de la placer à la division correspondante du répertoire méthodique.

On dira, à ce propos, que chaque auteur, s'il est spécialiste, peut envisager la question à un point de vue trop étroit et pourra ne donner qu'une seule place à un travail qui trouverait place en plusieurs endroits. Ainsi, un thérapeute, faisant un travail sur la *Cocaïne*, l'indexera seulement à «Thérapeutique»; or, il n'en est pas moins vrai que la question intéresse autant le physiologiste que le chirurgien. Nous répondrons à cela que c'est en cette occurrence que le bibliographe interviendra : il fera en ce cas trois fiches : l'une indexée par l'auteur à 615 (Thérapeutique); une autre qu'il indexera à 612 (Physiologie); l'autre à 617 (Chirurgie). L'intérêt n'en subsiste pas moins, car si l'exemple que nous venons de donner est simple, il en est de plus complexes. Ce qui est avant tout nécessaire, c'est de ne pas faire d'erreurs d'interprétation, à cause d'un titre obscur. Or, cette obscurité disparaîtra du fait d'une indexation décimale ; le bibliographe ne cherchera plus à comprendre les mots d'un titre; il ne s'appliquera qu'à saisir l'idée représentée par le groupe numérique.

On peut objecter que les tables décimales ne sont pas d'un usage courant. Actuellement très peu de médecins s'en servent ; probablement parce que les questions de bibliographie les intéressent généralement peu et qu'il est quelquefois malaisé de se servir des tables (dans les cas où les divisions sont poussées loin). Il faut avouer cependant qu'on s'exagère les difficultés ; on se familiarise relativement vite avec la classification décimale ; une étude de quelques jours suffit ; mais cette étude, si courte soit-elle, n'en est pas moins indispensable. Il est probable que c'est ce qui rebute la plupart des auteurs, qui laissent aux professionnels le soin de classer leurs travaux ; inutile d'insister plus longtemps sur les inconvénients qui peuvent en résulter.

*
* *

N'y aurait-il pas possibilité de remédier à cet état de choses ? Ne pourrait-on pas fournir aux auteurs un moyen commode d'indexer tout de même leurs travaux, sans faire une étude préalable de la classification décimale ?

Le moyen est simple : il consisterait dans la création d'un Dictionnaire bibliographique, donnant l'indexation décimale de chaque mot ou de chaque idée. Si l'on voulait indexer « Plaie de l'estomac », on n'aurait qu'à chercher à *Estomac, plaies*, et il suffirait de copier le groupe numérique 617.5531.14.

Ce Dictionnaire, que nous nommerons désormais « Dictionnaire décimal », rendrait des services à plus d'un titre, indépendamment de l'indexation des ouvrages et des mémoires qu'il permettrait, sans qu'on eût aucune notion

bibliographique, et réduirait au minimum le temps des recherches en donnant immédiatement la cote décimale de
n'importe quel sujet ; ce serait une sorte de table de
logarithmes à l'usage de la Bibliographie.

Mais ce Dictionnaire ne saurait avoir d'applications qu'autant que la classification décimale serait universellement
adoptée.

C'est cette idée que nous allons développer dans le pro-
chain chapitre.

CHAPITRE V.

Résumé des difficultés que présentent les recherches bibliographiques. De la supériorité, à ce point de vue, des Répertoires sur Fiches et de la Classification décimale. Étude du projet du Dictionnaire décimal international pour les Sciences médicales.

D'après les sujets que nous venons de traiter dans les différents chapitres, on voit que les difficultés des recherches bibliographiques sont nombreuses.

Ces difficultés sont de plusieurs ordres. Elles sont d'abord inhérentes aux répertoires eux-mêmes. Aucun d'eux ne peut suffire pour une recherche complète. En effet, les uns sont généraux et universels, mais commencent ou s'arrêtent à une époque déterminée (*Index Catalogue*); les autres sont des catalogues nationaux et ne donnent aucune indication étrangère ; les autres sont internationaux, mais se limitent forcément à une période chronologique du fait de leur périodicité (*Index Medicus, Bibliographia Medica*); d'autres enfin ne donnent que la bibliographie spéciale à une branche déterminée des Sciences médicales (*Bibliographia physiologica*). Enfin, ces Répertoires étant publiés dans différents pays, il s'ensuit qu'ils sont édités dans des idiomes différents (*Index Catalogue, Index Medicus* en anglais; *Bibliographia Medica*, en français, etc.). Les recherches impliquent donc comme condition presque *sine quâ non*, une connaissance relative des langues étrangères.

En outre, les difficultés sont augmentées par la variété du système de classement adopté dans les différents répertoires : nous avons indiqué ce point dans le troisième chapitre. Bien entendu, on ne devra pas chercher de la même manière dans l'*Index Catalogue*, dans l'*Index Medicus* ou dans la *Bibliographia Medica*. Le premier a un classement méthodique purement alphabétique, le second emploie un autre mode de classement méthodique; enfin, la troisième suit rigoureusement la classification décimale.

De sorte que pour faire la bibliographie complète d'une question, il faut manier, feuilleter de nombreuses collections, de gros volumes, connaître plusieurs langues, et avoir déjà par avance des connaissances de technique bibliographique suffisamment étendues !

Enfin, nous avons assez insisté sur les causes d'erreurs de classement et d'omissions, dues à la rédaction défectueuse des titres, à l'usage immodéré ou exclusif de noms propres, ou de néologismes erronés.

Nous avons exposé dans la dernière partie de notre premier chapitre l'avantage des Répertoires sur Fiches (Instituts de Bibliographie). Nous avons vu combien ils simplifiaient les choses : ici, plus de grandes collections de vo-

lumes à consulter. La cote d'une question étant fournie par
la table décimale, il suffit de se reporter à la division
indiquée par l'indexation, afin d'avoir les fiches.

Le système bibliographique, usité dans les établissements de ce genre, est la Classification décimale de Dewey.

Nous en avons assez fait ressortir, dans le deuxième
chapitre, les avantages et les défauts, pour qu'il ne soit pas
nécessaire d'y revenir. Disons seulement que c'est le plus
simple, le plus facilement assimilable, le plus logique des
systèmes bibliographiques, parce que c'est encore parmi
tous celui qui est le plus en communion avec le système
philosophique.

Bref, à supposer que toutes les bibliothèques médicales
fassent un catalogue méthodique classé décimalement,
si tous les travaux de tous les Répertoires étaient dressés
sur Fiches et indexés suivant le système Dewey, cela cons-
tituerait un Répertoire méthodique universel idéal, qui
deviendrait un moyen de recherches unique et parfait.

Si, d'autre part, les auteurs prenaient l'habitude de bien
indexer leurs ouvrages, il en résulterait un avantage considérable au point de vue de la sûreté du classement.

Il ne resterait donc plus qu'un désir à formuler : c'est
que la classification décimale fût universellement adoptée.

Les recherches seraient alors très rapides, très sûres,
très complètes ; elles seraient peu compliquées, puisqu'il
n'y aurait qu'un seul système bibliographique à connaître.
Encore l'étude de ce système deviendrait-elle même inutile, si l'on avait un Dictionnaire bibliographique des
sciences médicales, donnant en regard de chaque idée
l'indexation décimale. C'est à ce Dictionnaire, que nous

donnons, avec M. Marcel Baudouin, le nom de *Dictionnaire décimal international*; international pour la traduction des Idées au moyen d'un ordre défini de chiffres, ordre dont la signification serait admise dans tous les pays.

DICTIONNAIRE DÉCIMAL INTERNATIONAL DES SCIENCES MÉDICALES.

Quel doit être le but de ce Dictionnaire? Fournir à tout médecin faisant des recherches bibliographiques, à tout auteur voulant indexer son travail, l'indexation décimale de la question, sans qu'il ait besoin de comprendre d'autre idiome que sa langue nationale, sans qu'aucune connaissance bibliographique préalable soit nécessaire.

Une des plus grosses difficultés des recherches bibliographiques est, nous l'avons dit, la variété des langues.

Depuis déjà bien longtemps on a agité la question d'un idiome international. Bacon, Descartes, Leibnitz, Locke, Condillac, Voltaire, les Encyclopédistes, enfin, les trois grands philologues Burnouf, Grimm et Max Müller se sont occupés de ce problème. La solution en a été, de longue date, déclarée possible. « La conception d'une langue artificielle, dit Max Müller, jouant, à côté des idiomes nationaux, le rôle d'organe international, est certainement réalisable ; ce n'est pas assez ; j'affirme que cette langue artificielle peut être beaucoup plus régulière, plus parfaite, plus facile à comprendre que n'importe laquelle des langues naturelles de l'Humanité. »

A la fin du xixe siècle, on parle encore en Europe plus de 30 idiomes différents. Le souhait de Max Müller et de ses prédécesseurs s'est réalisé ; la langue internationale existe ; voici bientôt treize ans qu'elle fonctionne. Nous la devons à un médecin russe, M. le Dr L. Zamenhof, qui l'a publiée vers la fin de 1887 ; il l'a appelée « l'Esperanto ».

L'*Esperanto* a de nombreux adeptes dans tous les pays : Tolstoï y figure en première ligne.

Cette langue internationale est composée de racines, empruntées aux idiomes nationaux et facilement accessibles à toute personne d'instruction moyenne. Son dictionnaire ne compte guère qu'un millier de racines, généralement empruntées à toutes les langues et connues des gens instruits, mais principalement de tout néo-latin. Quant à la grammaire, elle se formule en 16 règles simples, qui ne souffrent pas d'exception.

Voilà donc une langue facile et universelle ! Mais elle ne résout peut-être la question, au point de vue bibliographique, que pour l'avenir. A partir du moment où les savants n'écriront plus qu'en Esperanto, tout ira bien ; mais cela n'empêche pas que, jusqu'à présent, il n'y en a peut-être pas.

L'Esperanto sert plutôt pour la correspondance scientifique. Les répertoires bibliographiques qui existent sont publiés dans la langue nationale ; et il faut s'en servir tout de même. D'autre part, à supposer que cet idiome international donne la solution du problème au point de vue langue, la question, au point de vue technique bibliographique, n'en subsisterait pas moins.

Mais reprenons les faits séparément. Supposons qu'on veuille la bibliographie du foie : *Foie* se traduit en allemand par *Leber* ; en anglais, par *Liver* ; en italien, par

Fegato; en espagnol, par *Higado ;* en portugais, par *Figado;* en latin, par *Jecus ;* en grec, par ʿΗπαρ, etc. S'il y avait des répertoires de toutes langues et qu'il soit nécessaire de les consulter tous, il faudrait donc connaître suffisamment toutes ces langues pour arriver à se retrouver. Il est donc très difficile, sinon impossible à ceux qui ne comprennent pas les idiomes étrangers, d'effectuer des recherches bibliographiques.

Cela deviendra désormais possible avec le Dictionnaire décimal.

Comment faire ce dictionnaire ? Étant donné son double but : *être compréhensible pour tous, quelle que soit la nationalité, et donner l'indexation décimale correspondant à l'idée,* voyons comment on peut envisager la question.

1ʳᵉ CONCEPTION. — Tout d'abord, on pourrait faire une vaste encyclopédie bibliographique médicale en plusieurs volumes, dans laquelle l'ordre alphabétique serait rigoureusement suivi. Ici toutes les langues seraient mélangées, les mots étant classés alphabétiquement. Par exemple, *Abcès* serait avant *Abhandlung,* qui précèderait lui-même *Abortion.* De sorte qu'un Français, cherchant la bibliographie du Foie devrait regarder à la lettre F, l'Espagnol, à la lettre H (Higado), l'Anglais, à la lettre L (Liver), etc.

En regard de chaque mot se trouverait l'indexation décimale ; on aurait, par exemple :

A la lettre F :

    Foie (abcès) (français) 617.5559.23.

    Fegato (ascesso) (italien) 617.5559.23.

    Figado (abcesso) (portugais) 617.5559.23.

A la lettre H :

Higado (aposthema) (espagnol) 617.5559.23.

A la lettre L :

Leber (Eiterung und Abscess) (allemand) 617.5559.23.

Lever (zweer) (hollandais) 617.5559.23.

Liver (abscess) (anglais) 617.5559.23.

Jusqu'à présent tout irait très bien. Mais supposons qu'un médecin grec ou un médecin russe veuille y chercher aussi la même question. Où chercheront-ils? Le Grec devra-t-il chercher Ἧπαρ, à la lettre H ? Évidemment non ; la lettre H latine n'a aucun rapport avec la lettre H grecque, qui correspond dans les autres langues au son *hè*, de même peut-être que l'H, en russe, correspond à la lettre N latine.

Et le Russe, où cherchera-t-il? « Abcès du foie », en russe, se dit Нарывъ печени (prononcer *naryv petcheni*). Où trouvera-t-on la lettre П ? Comme le П grec, auquel elle est identique, elle ne pourrait avoir place qu'à la lettre P (latine), de même que la lettre P, grecque ou russe, ne pourrait être qu'à la lettre R latine. Mélange singulier, même impossible, que cette fusion des caractères latins, grecs ou slaves! Et, quand il s'agirait de mots commençant par des caractères, qui n'ont aucun correspondant dans l'alphabet latin : Ψ, Φ grecs, Щ (chtch), У (ou) russes, comment les classer? Il n'y a aucun correspondant; c'est presqu'impossible : cela d'autant plus que ces lettres de l'alphabet russe ne sont pas prononcées de la même façon, selon qu'il s'agira d'un Français, d'un Allemand, ou d'un Anglais.

Qu'on nous permette, à ce propos, d'ouvrir une parenthèse au sujet du classement des noms propres russes au Répertoire onomastique. La transcription en caractères latins est obligatoire pour pouvoir effectuer le classement ; mais le même nom est transcrit différemment, suivant qu'il est inscrit en français, en allemand, en anglais : ce qui est susceptible d'amener une grande confusion. En lisant les différentes transcriptions du même nom, on peut croire qu'elles désignent plusieurs auteurs, quand il ne s'agit que d'un seul. Nous ne parlons même pas ici de l'interprétation de la personne qui traduira le nom russe et qui sera susceptible d'écrire un même nom tantôt d'une façon, tantôt d'une autre. Il en résulte donc, de toute manière, que le même auteur se trouvera classé sous plusieurs lettres.

Pour plus de clarté, prenons deux exemples de noms d'auteurs russes : Щепотьевъ (*Chtchepotieff*) et Урбановъ (*Ourbanoff*).

En russe, le premier nom commence par la lettre Щ qui exprime le même son que les cinq lettres françaises *chtch* : Les Allemands, pour exprimer le même son, n'emploieront pas moins de sept lettres ; et leur transcription de ce nom sera *Schtschepotieff* : ce qui est bien compliqué. Les Anglais l'écriront *Shchepotieff*. On voit donc que ce nom prendra place soit à la lettre *C*, soit à la lettre *S*. En voyant des Fiches qui portent le même titre, mais dont le nom d'auteur est transcrit de différentes façons (*Chtchepotieff, Schtschepotieff, Shchepotieff*), on pourra les prendre pour des fiches désignant un travail sur le même sujet, par plusieurs auteurs.

Même chose pour le second exemple. Le nom *Ourbanoff*

commence en russe par une voyelle y, qui correspond au son de la diphthongue française *ou*; mais l'Allemand, qui prononce la lettre U (ou) écrira, non plus *Ourbanoff*, mais *Urbanoff*. Il s'ensuit que le Français classera le nom à la lettre O, et l'Allemand, à la lettre U.

Une entente internationale devrait être faite pour l'unification de la transcription des noms propres russes (1).

Néanmoins, si l'on parvient à traduire en caractères latins les noms propres, il n'en est plus de même quand il s'agit de substantifs, désignant des noms d'organes ou de maladies. Et puisque, d'autre part, il est impossible de mélanger des caractères latins avec les caractères slaves ou grecs, le problème du Dictionnaire décimal international, conçu de cette façon, n'est pas possible pour l'instant au moins (2).

Ajoutons, qu'outre l'obstacle matériel ci-dessus énoncé, ce Dictionnaire devrait forcément être édité en plusieurs gros volumes, chaque tome contenant une ou deux lettres, de sorte que si l'on voulait l'indexation de plusieurs mots, on serait obligé de manier presque autant de volumes qu'il y aurait de lettres à consulter : ce qui serait vraisemblablement peu commode.

2ᵉ Conception. — On peut concevoir un Dictionnaire doublement international, au point de vue de l'idiome et au point de vue décimal.

Ce dictionnaire ne comprendrait qu'un seul volume.

(1) M. M. Baudouin fera précisément, au *Congrès int. de Bibliographie* de 1900, une communication sur ce point.

(2) On a commencé pourtant, à l'Institut de Paris, à recueillir les éléments d'un tel Dictionnaire.

Mais c'est peut-être se lancer dans le domaine de la fantaisie. Le fait d'adopter une langue internationale pour une œuvre de cette espèce ne serait certainement pas pris au sérieux par la majorité. Quoiqu'ayant de nombreux adeptes, l'Esperanto est encore peu connu. De plus, le Dictionnaire publié en Esperanto ne pourrait être lu que par les initiés ; d'autre part, cet idiome se sert de caractères latins. Donc, pour qu'un Russe ou un Grec puisse se servir du dictionnaire, faudrait-il tout au moins qu'il sache lire les caractères latins : ce qui, par définition, doit être inutile.

Un dictionnaire décimal, édifié de cette sorte, remplirait-il le but ? Non, puisqu'au lieu de simplifier il augmenterait les difficultés, en obligeant à apprendre une langue nouvelle.

3e CONCEPTION. — Il y a un moyen beaucoup plus simple, à notre sens, d'envisager la question.

Un Dictionnaire, où toutes les langues seraient mélangées, est difficile à manier par suite de la non-concordance des caractères latins avec les caractères slaves, grecs ou autres. Il serait, en outre, d'un maniement peu commode.

Un Dictionnaire, publié dans un idiome international, risquerait encore à l'heure actuelle de ne pas être considéré comme une œuvre sérieuse ; et son usage impliquerait la connaissance préalable de cet idiome.

En somme, la grosse difficulté étant la question des langues, nous pensons donc que le moyen le plus simple

et en même temps le plus pratique, est de faire un dictionnaire bibliographique alphabétique dans chaque langue.

Ce dictionnaire sera universellement établi d'après un
type uniforme *ne varietur*. Il y aura un Dictionnaire en
français, il y en aura un autre en anglais, un autre en
allemand, un autre en espagnol, un autre en russe, un
autre en grec ; en somme, dans toutes les langues européennes.

Il n'y aura pas plus de termes dans l'un que dans l'autre ;
tous contiendront un nombre de mots absolument identique.

En regard de chaque mot ou de chaque expression sera la
traduction décimale de l'*Idée* ; et c'est de ce fait que ce
répertoire d'idées sera international, compris dans toutes
les langues, car le sens attribué, par Dewey à un ordre
défini de chiffres, est universel.

Ainsi 617.5559.23 voudra toujours dire, dans tous les
pays du monde : « abcès du foie. »

Aussi n'y aura-t-il plus besoin de se préoccuper de la
diversité de l'idiome et des caractères. Le Russe n'aura
qu'à chercher dans son Dictionnaire russe au mot Печени
нарывъ (*Petcheni naryv*), il trouvera en regard l'indexation 617.5559.23. Le Grec trouvera dans son dictionnaire grec le mot Ἧπαρ, et à la subdivision « abcès », l'indexation 617.5559.23. Enfin, chaque médecin n'aura qu'à
chercher le mot « Foie (abcès) » dans son dictionnaire
national ; il trouvera toujours l'indexation 617.5559.23.

Le maniement de ce dictionnaire sera commode, un seul
volume de format moyen étant suffisant pour chaque pays.

En somme, nous croyons que ce serait la solution la plus simple, pour toucher le double but que se propose le *Dictionnaire décimal des Sciences médicales* : 1° Annihiler toute difficulté concernant les langues ; 2° Annihiler également toute difficulté, touchant la technique bibliographique elle-même, en donnant immédiatement l'indexation décimale correspondant aux idées cherchées.

Ce Dictionnaire est nécessaire, puisqu'à l'heure actuelle la Classification décimale a été officiellement adoptée comme système dans les Congrès internationaux de Bibliographie. Il réduira au minimum le temps des recherches, en fournissant *de plano* les indices voulus du Répertoire décimal ; il permettra à n'importe qui de classer exactement un travail, tout en ignorant les règles bibliographiques. Enfin, pour en faire usage, la connaissance des langues étrangères deviendra complètement inutile.

Bien entendu, on va nous objecter que ce Dictionnaire n'aura de valeur qu'autant que tous les titres seront classés décimalement. Nous répondrons que c'est une pure question de temps et de finances. L'Institut de Bibliographie Scientifique de Paris possède à peu près 2.000.000 de fiches classées décimalement. Or, il a fallu près de six ans pour effectuer ce travail (avec, il faut le dire, des ressources et un personnel très restreints). Nous estimons environ à 15 ou 20 millions l'ensemble des titres médicaux, depuis qu'il existe une littérature médicale effective. Avec des fonds suffisants et un nombre de bibliographes à déterminer, ce serait une affaire de quelques années. On aurait alors un immense Répertoire sur Fiches classées décimalement; et c'est alors qu'en quelques minutes, avec le *Dictionnaire décimal*, on pourrait avoir la bibliographie de n'importe quelle question de Médecine.

Rappelons ici que les publications de titres et les répertoires sur fiches, suivant le système décimal, sont à notre sens, les plus rationnels. Nous nous sommes suffisamment étendu sur ce sujet.

CONCLUSIONS.

1° Il y a des recueils méthodiques, qui sont des publications de titres. Parmi eux, aucun n'est suffisant par lui-même ; ils se complètent mutuellement. Il faut donc en consulter un grand nombre, pour avoir à peu près tout ce qui a paru sur une question. On en fait assez difficilement usage, parce qu'ils sont édités en différentes langues, et parce que le classement n'est pas effectué, dans tous, d'après le même système.

Il existe une autre sorte de Répertoires : ce sont ceux qui établissent un catalogue méthodique, sur Fiches, de toutes les productions médicales : c'est d'après la Classification décimale que sont classées ces fiches. Il est des établissements et organes qui publient leurs fiches imprimées et indexées ; d'autres qui ne publient pas, mais qui prêtent leurs documents.

Les avantages sont les suivants : grande rapidité dans les recherches et certitude plus absolue d'avoir une bibliographie plus complète, en raison de l'homogénéité, en

même temps que de la grande souplesse du système décimal.

2° Parmi les systèmes bibliographiques, il n'en est pas un
qui soit parfait ; d'ailleurs la perfection est, par définition,
impossible en Bibliographie. Celui qui doit rallier le plus
de suffrages est le système décimal : c'est le plus simple,
le plus facile à comprendre, le plus logique et le moins
arbitraire en même temps, car c'est celui qui, de tous, suit
le mieux le système philosophique. En outre, il s'applique
merveilleusement au classement des Sciences et, en particulier, de la Médecine, où les idées ont un sens mieux
déterminé et beaucoup plus restreint que dans les autres
branches des connaissances humaines.

3° Les difficultés sont grandes dans les recherches
bibliographiques. Elles sont inhérentes au nombre et à
l'espèce des répertoires, à la différence des langues, enfin,
aux systèmes bibliographiques ; elles sont aussi inhérentes
aux auteurs eux-mêmes, qui traduisent mal leurs pensées
par de mauvais titres, ou abusent de noms propres, ou
forgent des néologismes de sens complètement faux.

4° Toutefois on peut tourner, avec assez de facilité, ces
différents obstacles, en apportant aux recherches bibliographiques un esprit de méthode et un *modus operandi*
unique.

5° Mais, étant donné le mal, peut-on y apporter remède ?
Oui, en vulgarisant de plus en plus la classification déci-

male, et en l'adoptant comme système unique pour l'avenir, et nous dirons même pour le passé (Établissement d'un immense Répertoire de Fiches, classées décimalement de tout ce qui a paru en Médecine).

En donnant à chaque auteur la possibilité d'indexer lui-même ses travaux ; en fournissant à chaque personne faisant des recherches la rubrique immédiate d'une question, sans lire aucune langue étrangère et sans aucune connaissance spéciale de technique bibliographique.

Nous croyons qu'on a trouvé la solution du problème dans l'édification du « DICTIONNAIRE DÉCIMAL INTERNATIONAL DES SCIENCES MÉDICALES », dont nous avons essayé de jeter les bases dans notre dernier chapitre.

TABLE DES MATIÈRES.

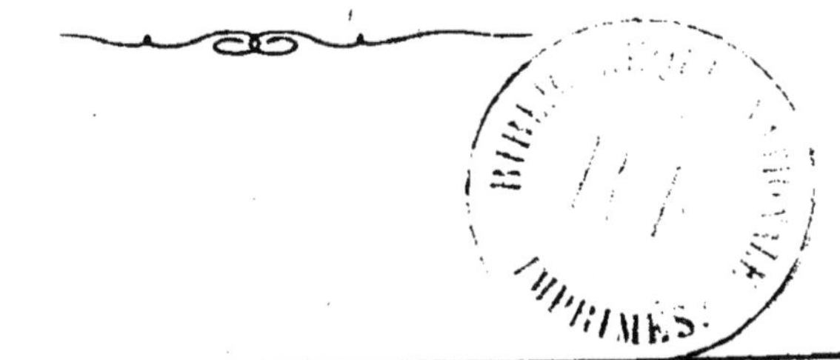

Imprimerie de l'Institut de Bibliographie. — Fév. 1900. n° 257.